WAAROM WIJ EEN MASKER DRAGEN

Hoe een eekhoornfamilie de verspreiding van Covid-19 wil stoppen

IK DRAAG DIT BOEK OP AAN ALLE KINDEREN EN VOLWASSENEN DIE ER ALLES AAN DOEN OM DE VERSPREIDING VAN COVID-19 TE STOPPEN. HET LEVEN IS MOMENTEEL NIET GEMAKKELIJK. MAAR WE ZITTEN ER ALLEMAAL SAMEN IN EN SAMEN ZULLEN WE SLAGEN!

Lieve Snellings

Margot de bosmarmot en haar eekhoornfamilie in Noord-Amerika - 4

Waarom wij een masker dragen
Hoe een eekhoornfamilie de verspreiding van Covid-19 wil stoppen

De dieren zouden graag hebben dat iedereen gezond blijft. Maar een gevaarlijk virus bracht hen in een nachtmerrie. Wat kunnen zij doen om de verspreiding van Covid-19 te stoppen?

Tekst, illustraties en Copyright: Lieve Snellings, © 2020
Editor: Veerle Van der Linden
ISBN: 979-8575407942
Onafhankelijke publicatie
Leeftijd: 4 - 11 jaar
Smart url: http://smarturl.it/syehwh

Maskers uit dit boek: https://lieve-snellings.pixels.com/shop/face+masks
Website: https://lievesnellings.wordpress.com
Facebook: http://www.facebook.com/MargotFotoBoekLieveSnellings
Goodreads: https://www.goodreads.com/author/show/14186089.Lieve_Snellings
Instagram: https://www.instagram.com/lievesnellings
Mijn fotokunstwerk: https://fineartamerica.com/profiles/lieve-snellings

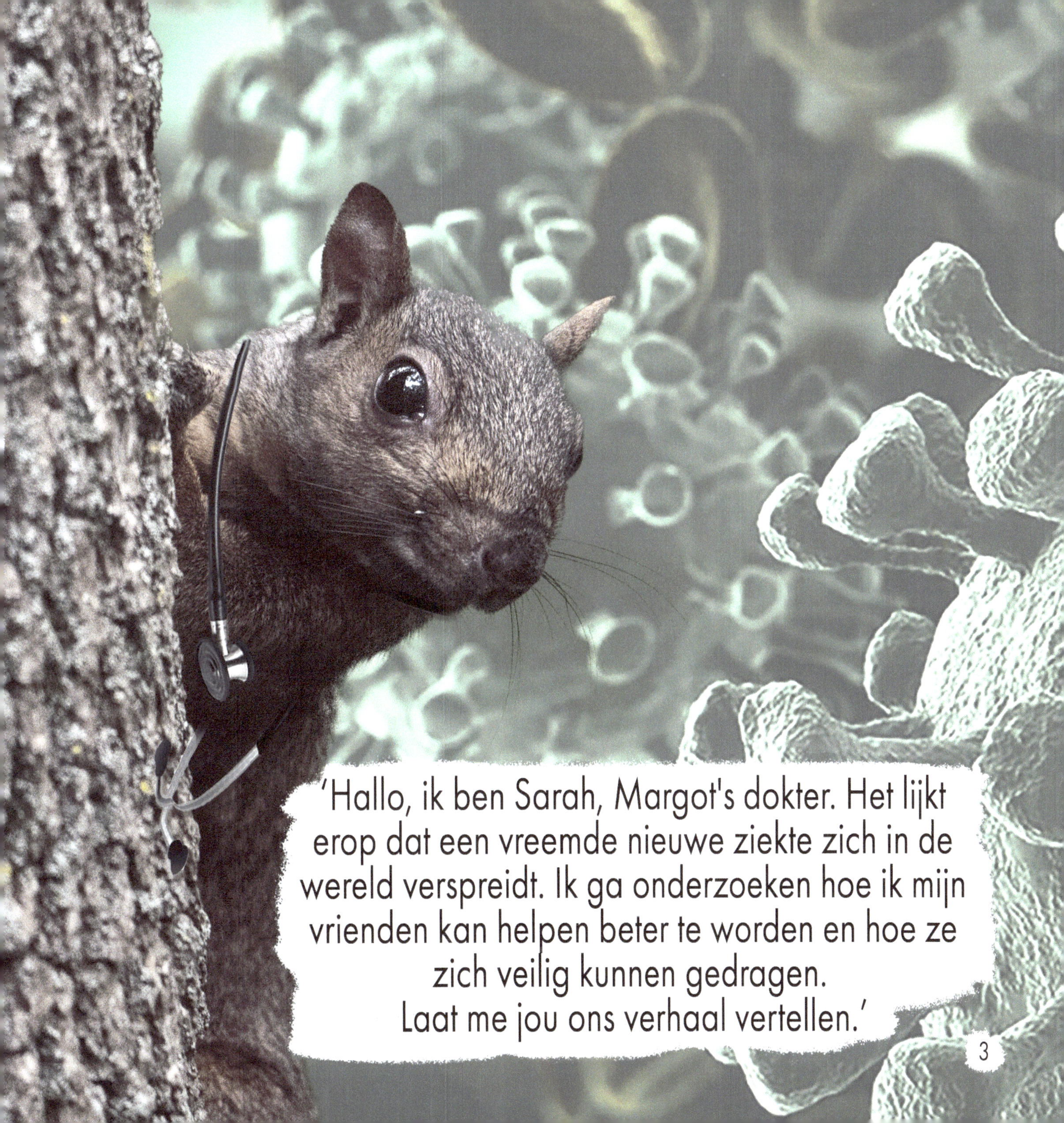
'Hallo, ik ben Sarah, Margot's dokter. Het lijkt erop dat een vreemde nieuwe ziekte zich in de wereld verspreidt. Ik ga onderzoeken hoe ik mijn vrienden kan helpen beter te worden en hoe ze zich veilig kunnen gedragen.
Laat me jou ons verhaal vertellen.'

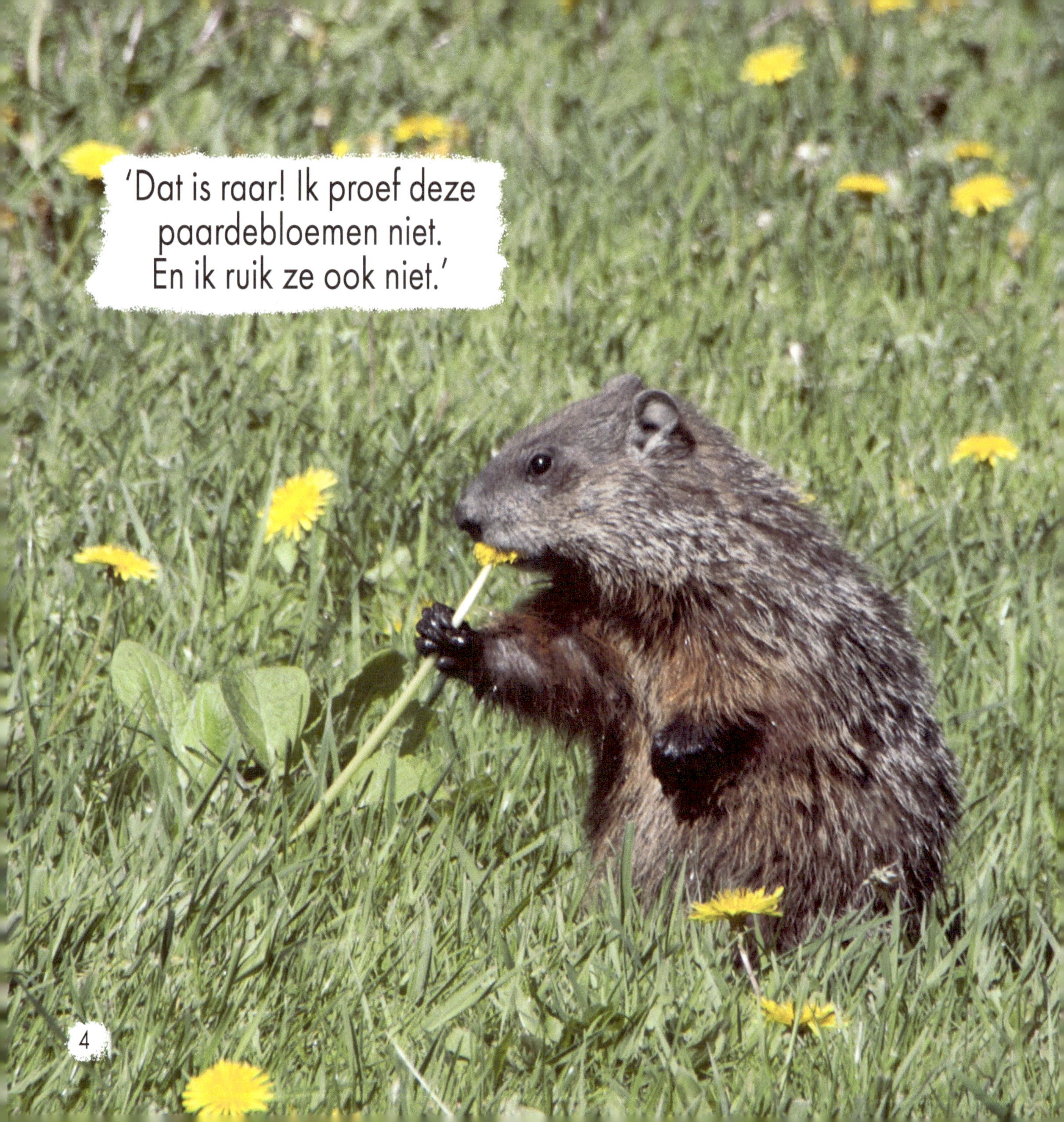
'Dat is raar! Ik proef deze
paardebloemen niet.
En ik ruik ze ook niet.'

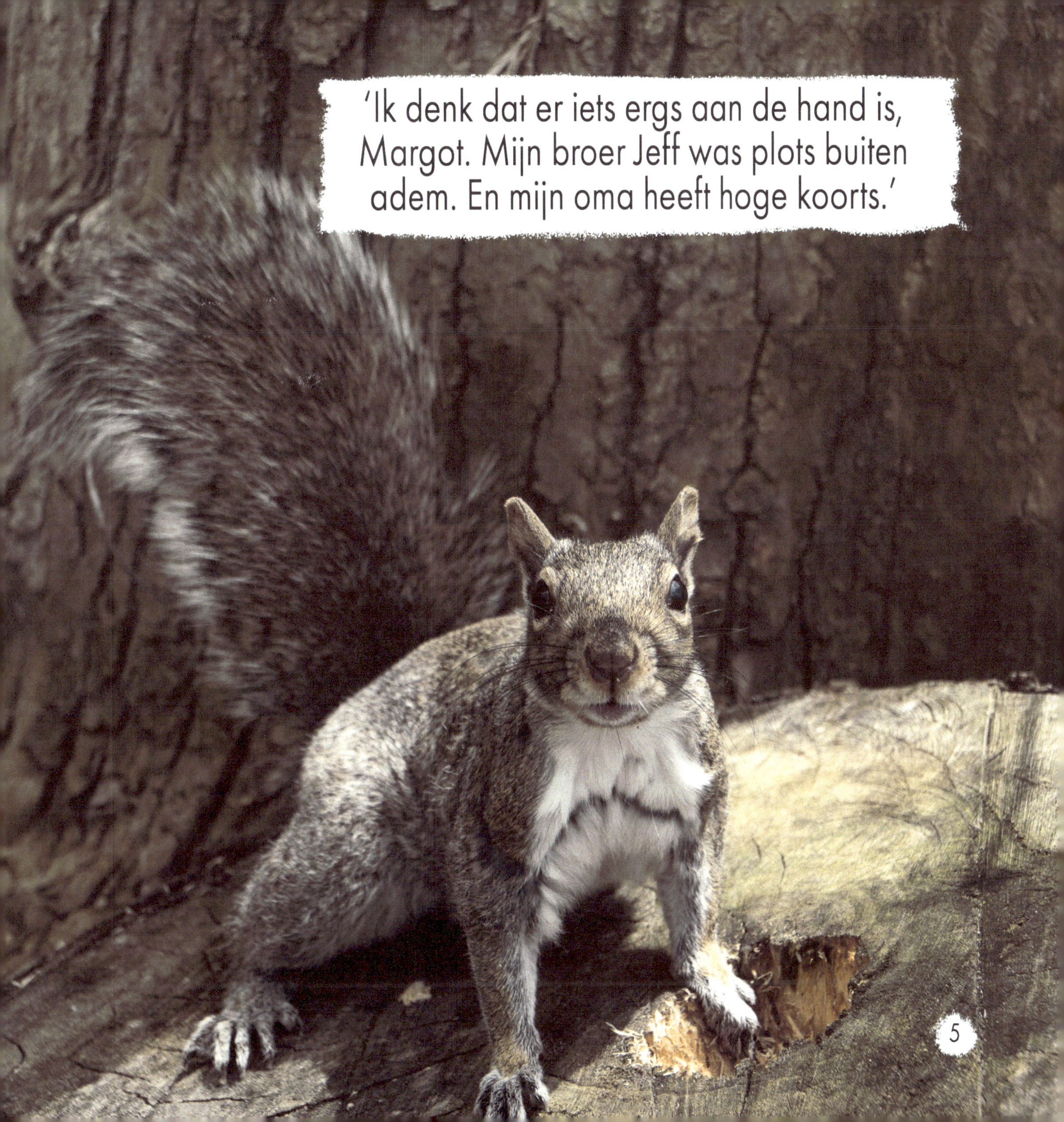

'Ik denk dat er iets ergs aan de hand is, Margot. Mijn broer Jeff was plots buiten adem. En mijn oma heeft hoge koorts.'

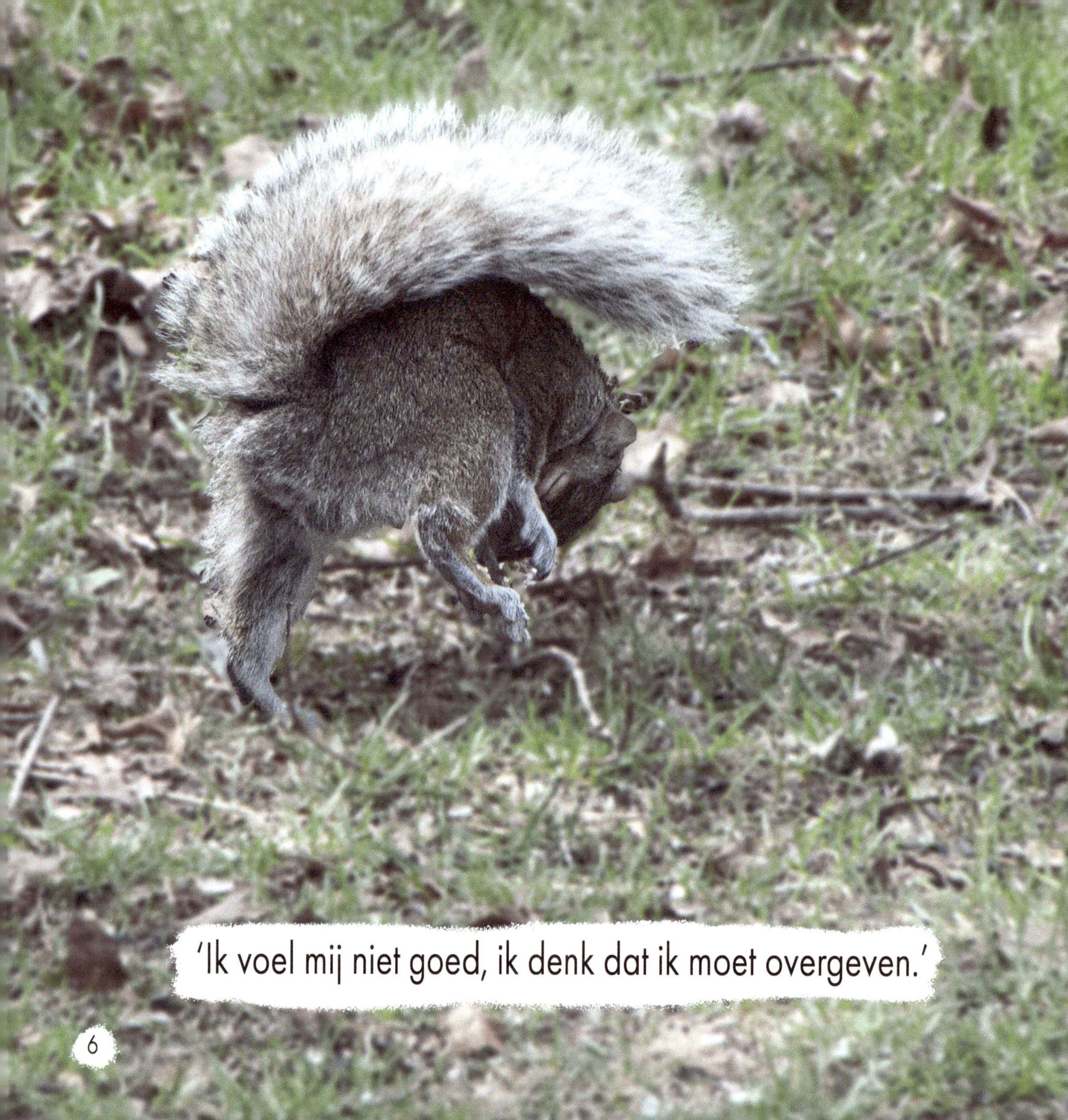

'Ik voel mij niet goed, ik denk dat ik moet overgeven.'

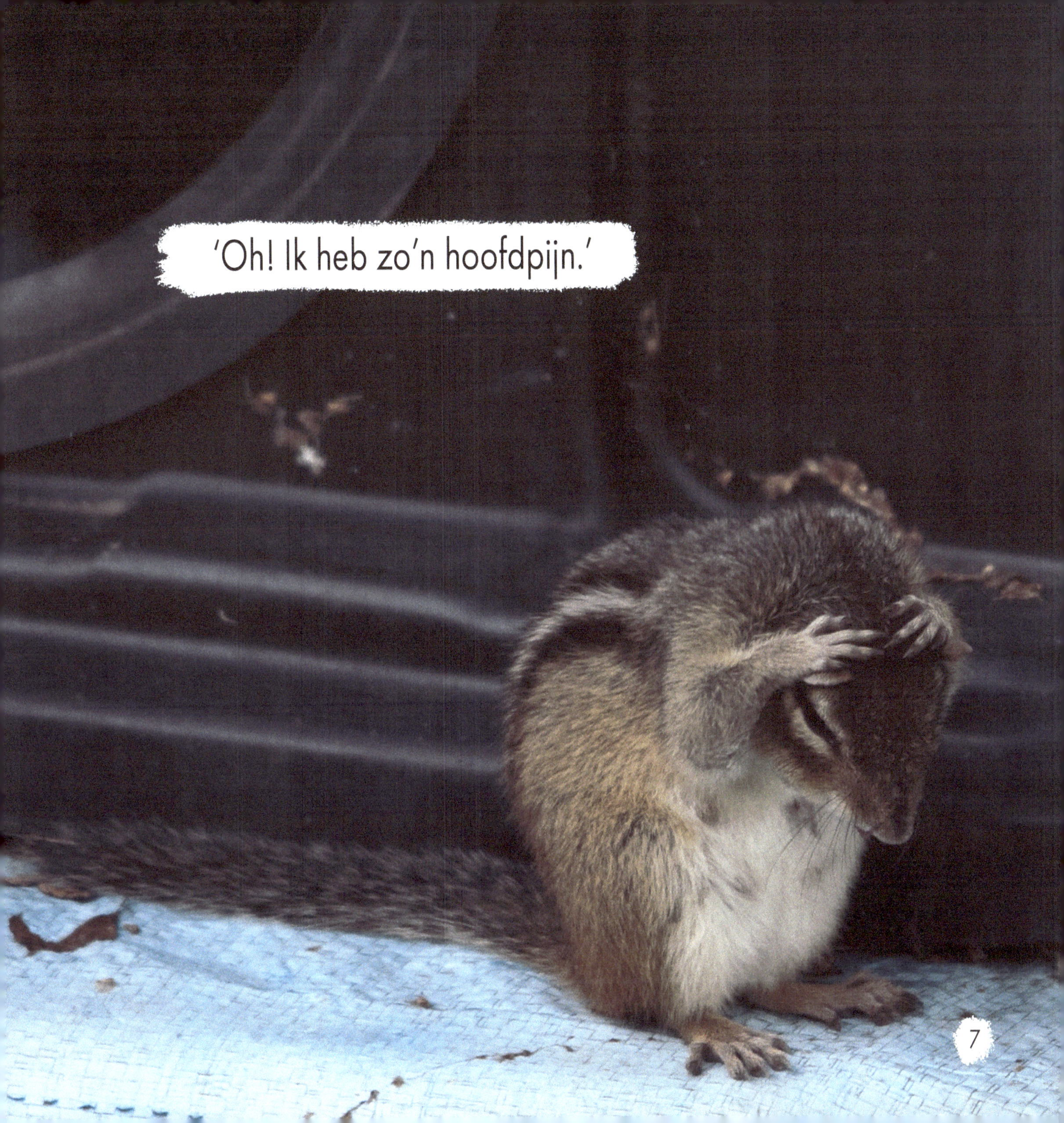
'Oh! Ik heb zo'n hoofdpijn.'

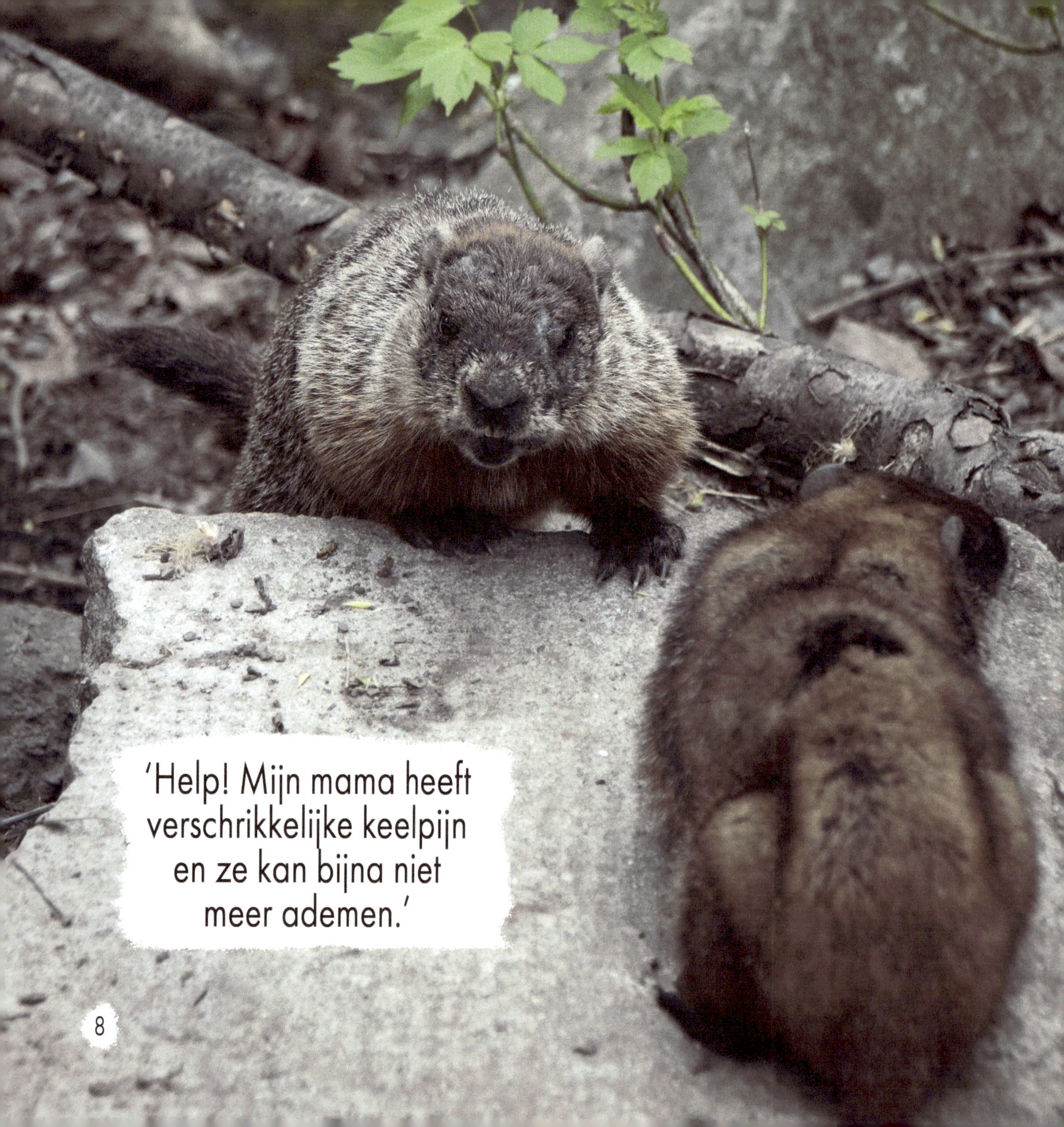
'Help! Mijn mama heeft
verschrikkelijke keelpijn
en ze kan bijna niet
meer ademen.'

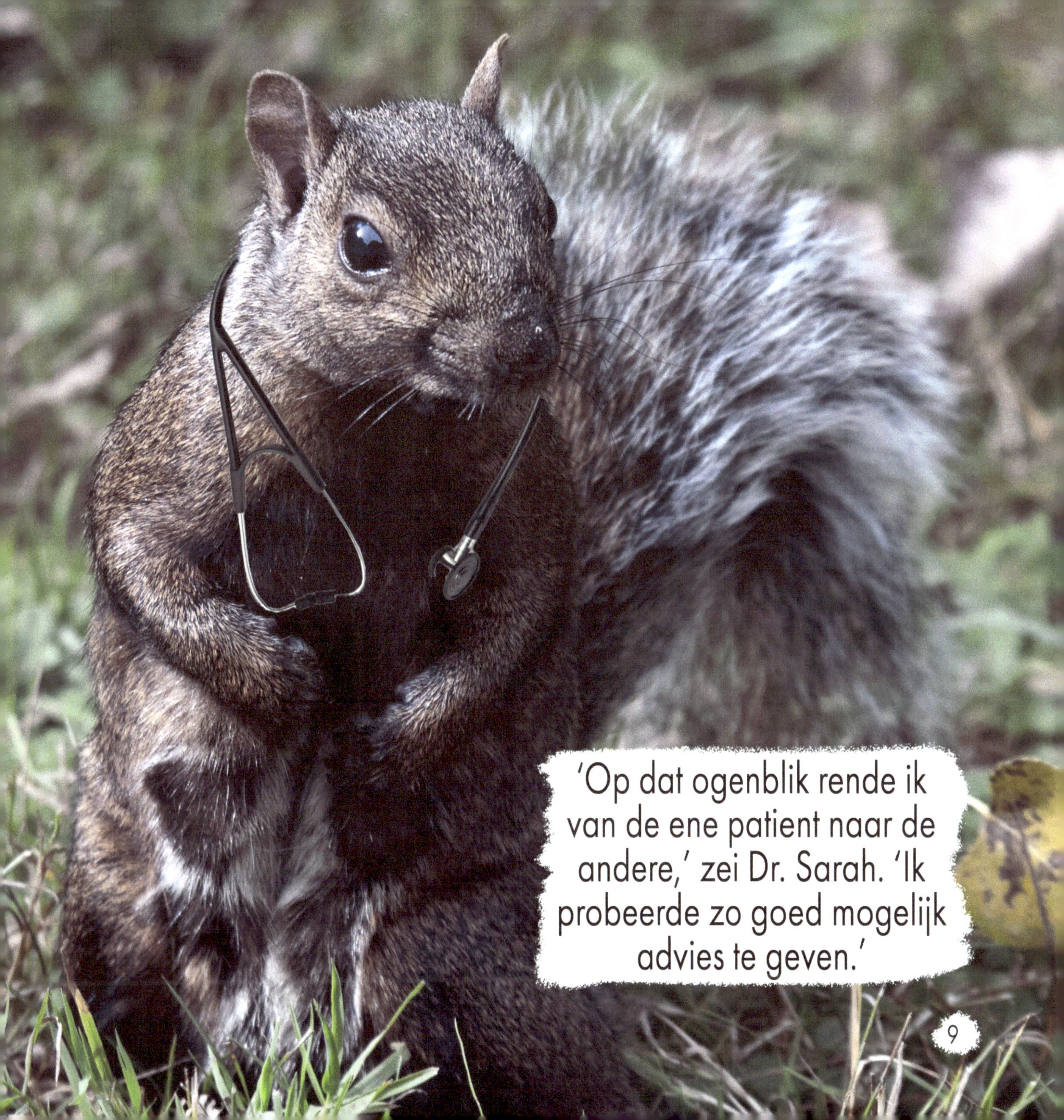
'Op dat ogenblik rende ik
van de ene patient naar de
andere,' zei Dr. Sarah. 'Ik
probeerde zo goed mogelijk
advies te geven.'

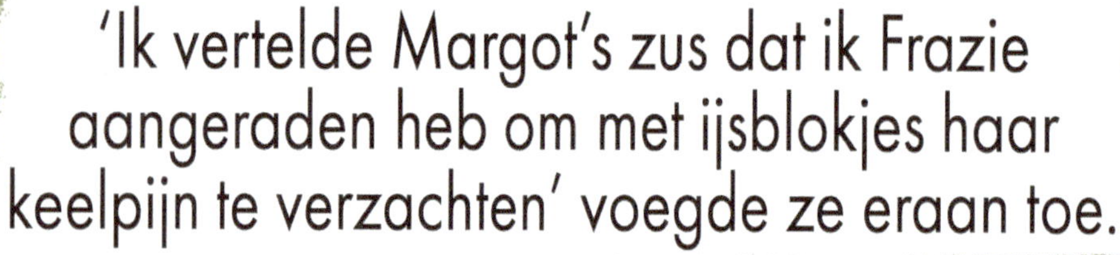
'Ik vertelde Margot's zus dat ik Frazie
aangeraden heb om met ijsblokjes haar
keelpijn te verzachten' voegde ze eraan toe.

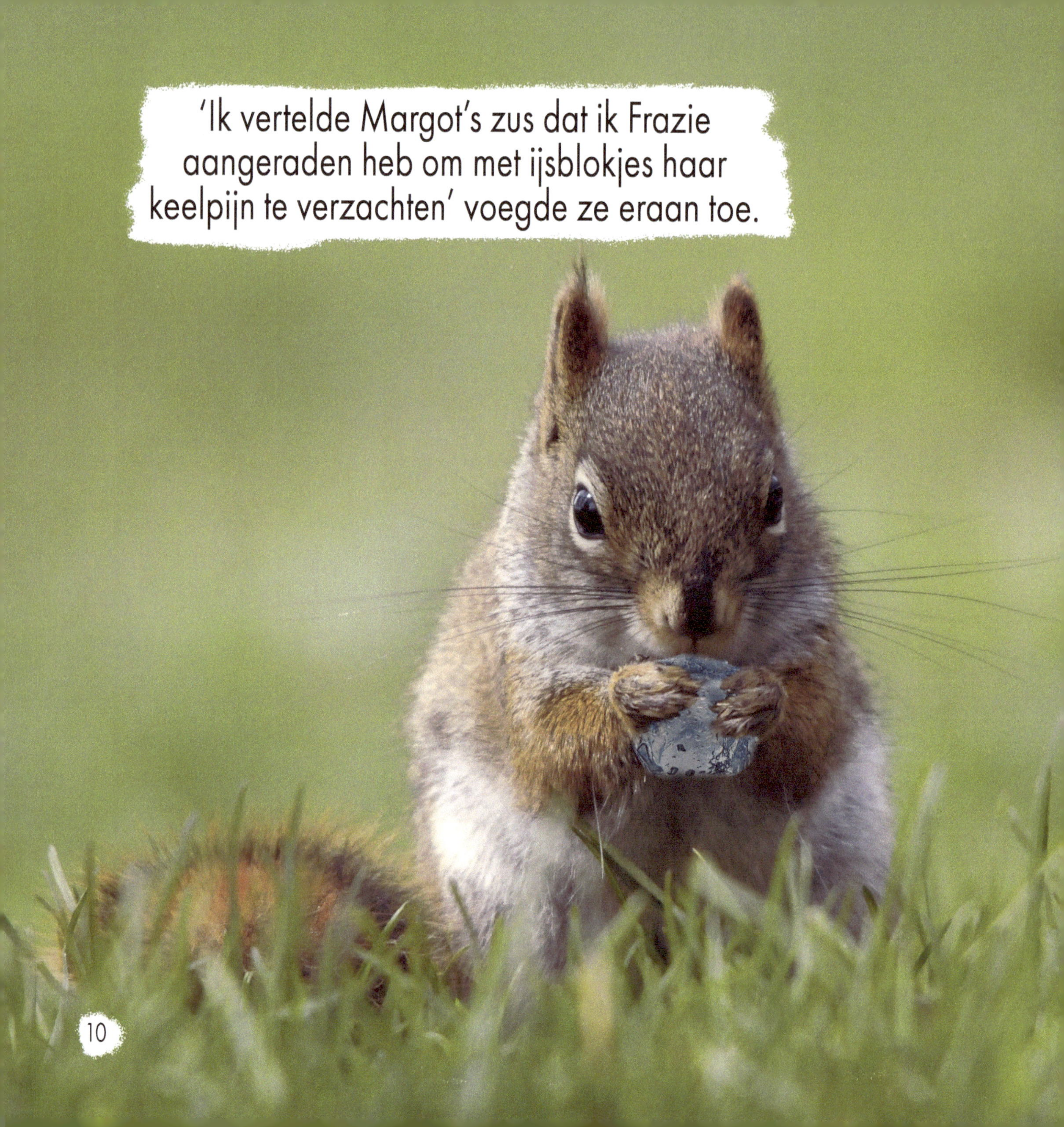

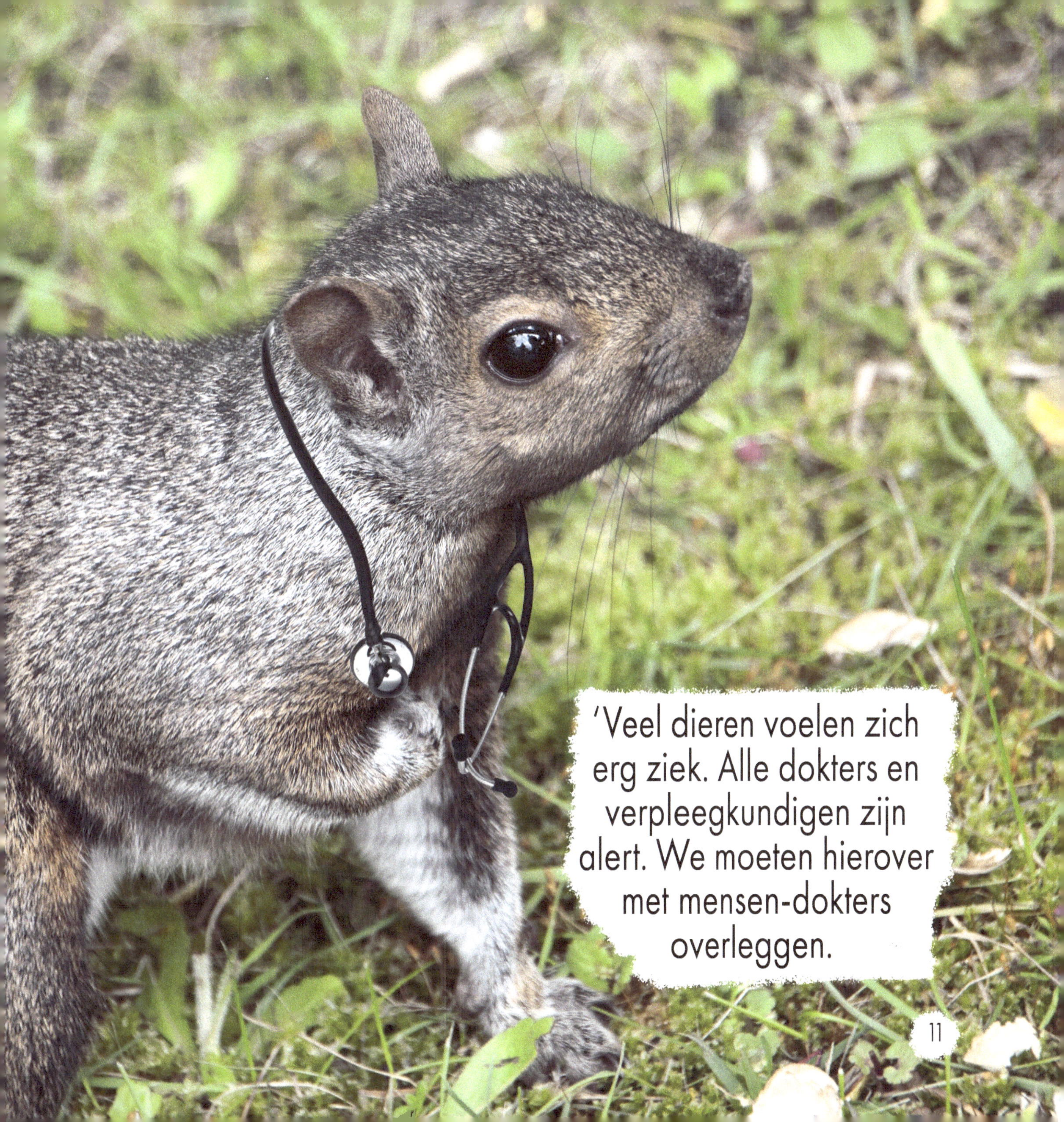
'Veel dieren voelen zich
erg ziek. Alle dokters en
verpleegkundigen zijn
alert. We moeten hierover
met mensen-dokters
overleggen.

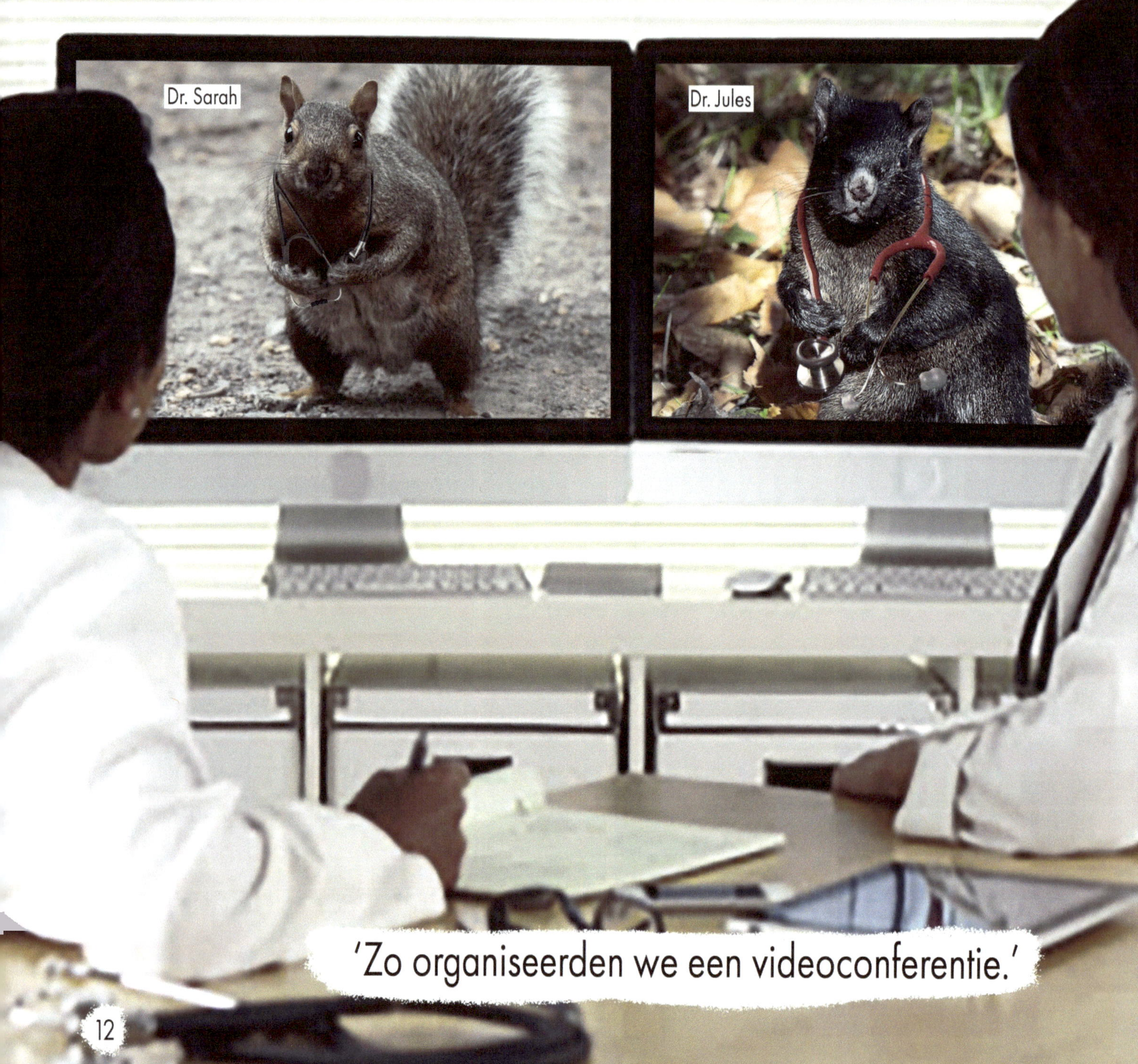

'Zo organiseerden we een videoconferentie.'

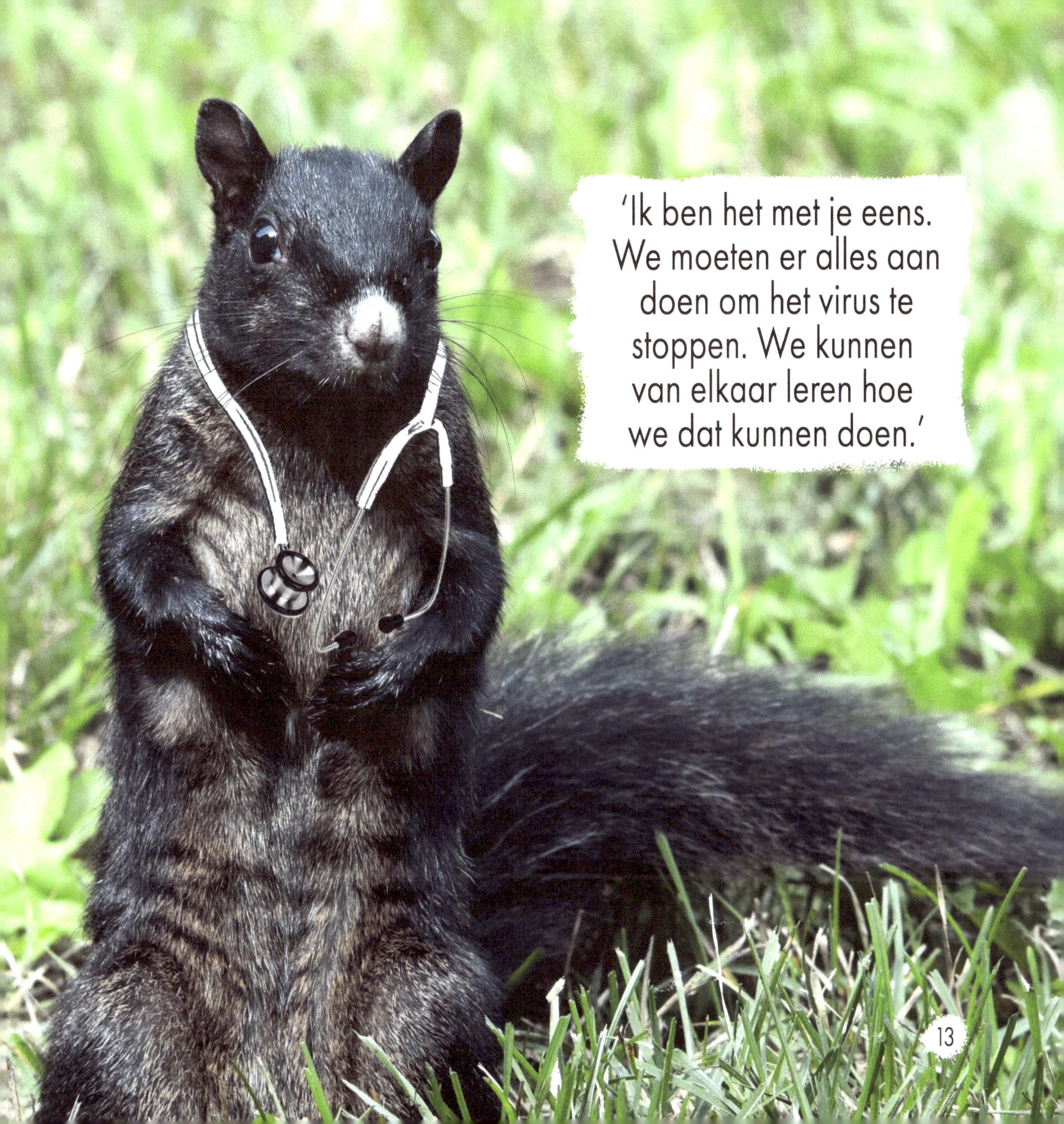
'Ik ben het met je eens.
We moeten er alles aan
doen om het virus te
stoppen. We kunnen
van elkaar leren hoe
we dat kunnen doen.'

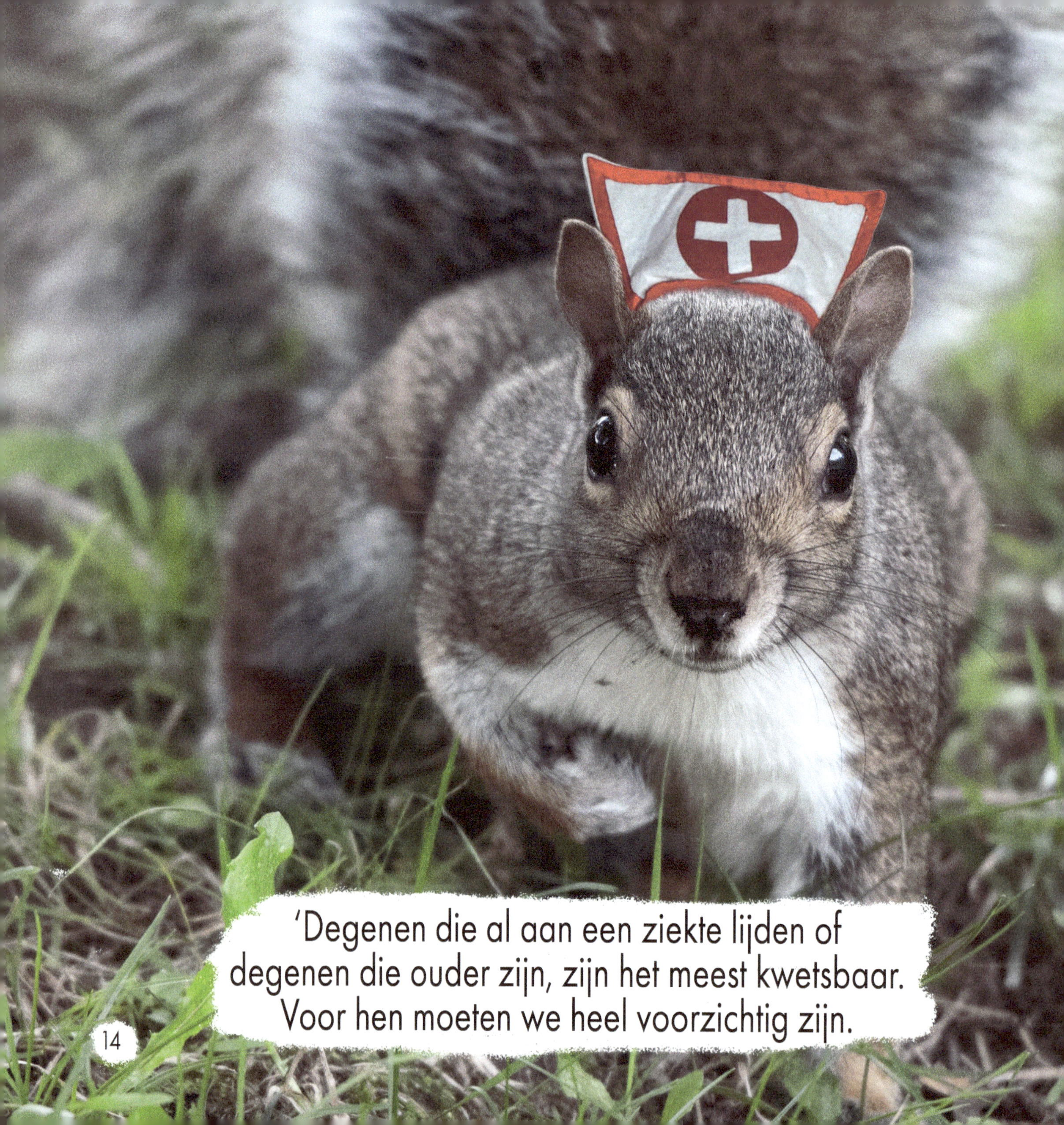

'Degenen die al aan een ziekte lijden of degenen die ouder zijn, zijn het meest kwetsbaar. Voor hen moeten we heel voorzichtig zijn.

'Om het virus te stoppen, moeten we van dokters
dikwijls onze pootjes wassen en op een
afstand van anderhalve meter van elkaar blijven.'

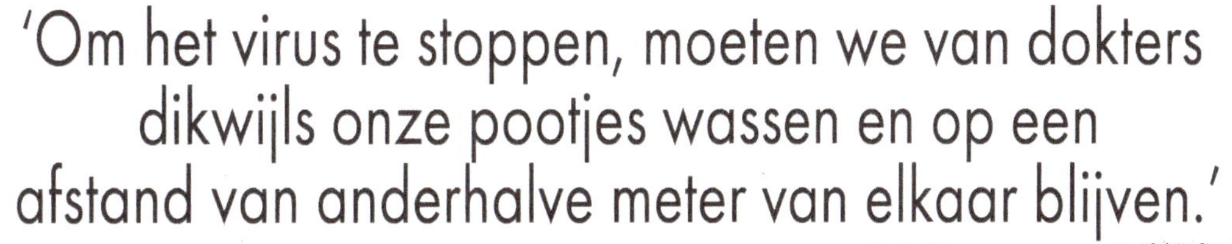

15

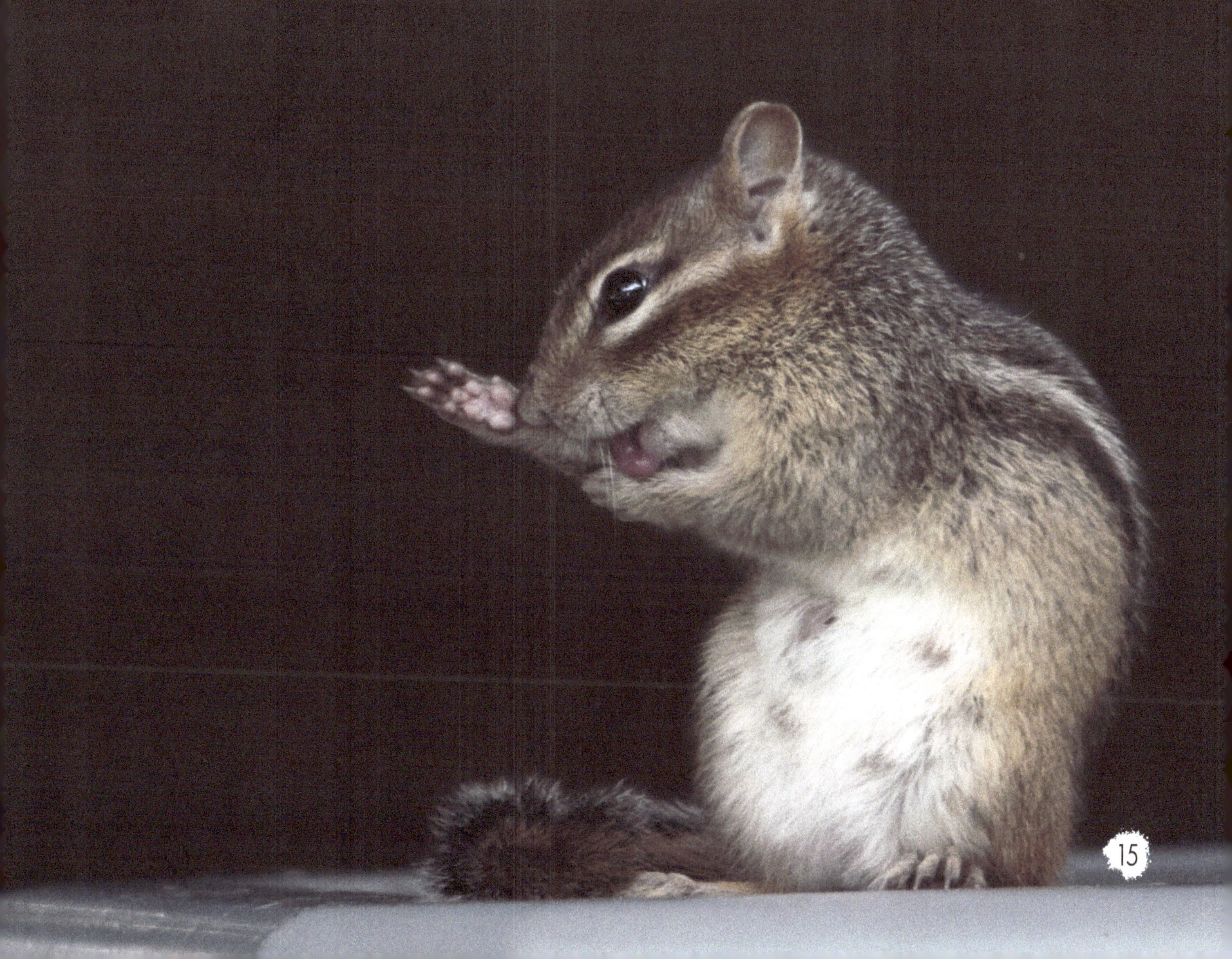

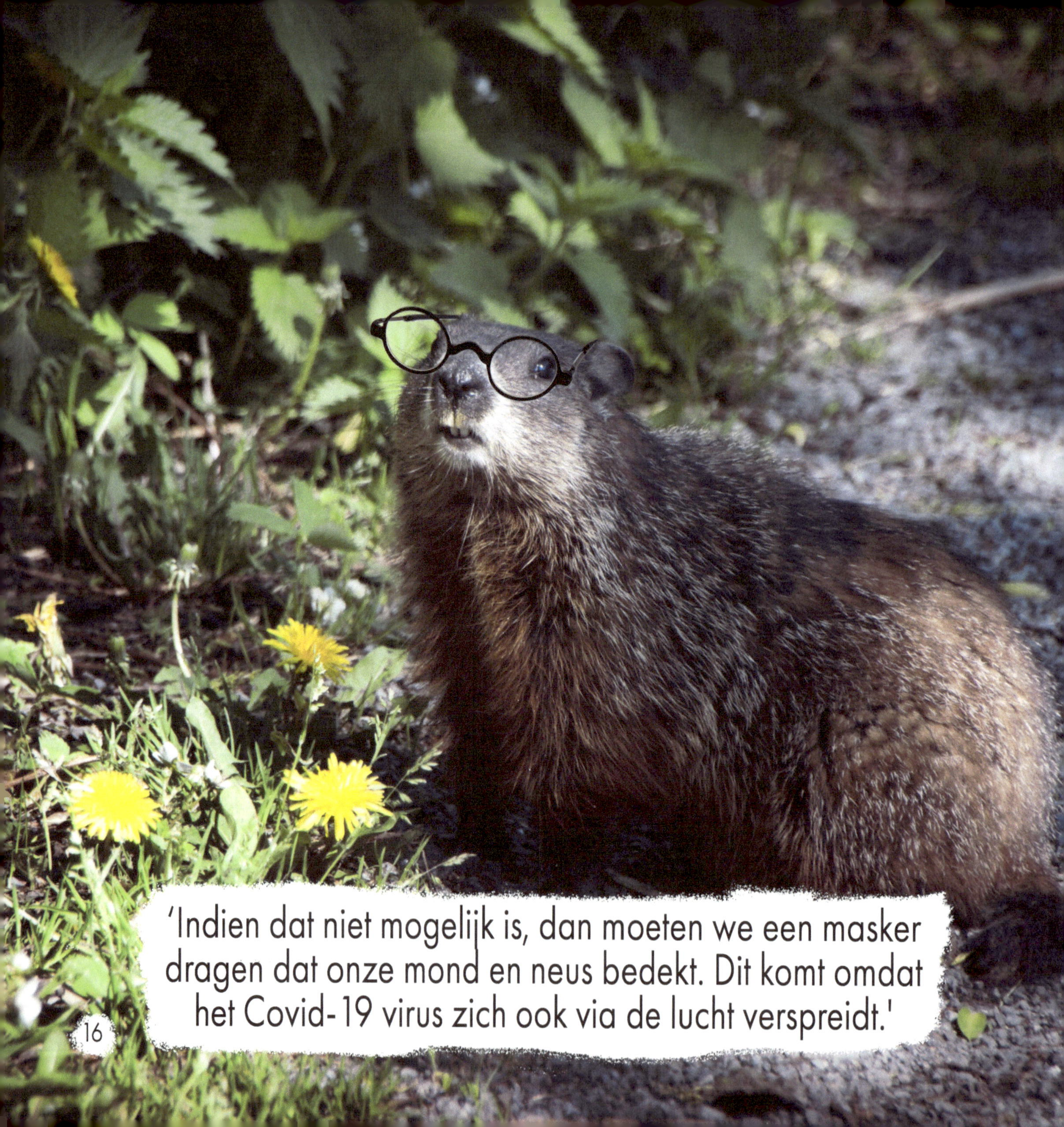

'Indien dat niet mogelijk is, dan moeten we een masker dragen dat onze mond en neus bedekt. Dit komt omdat het Covid-19 virus zich ook via de lucht verspreidt.'

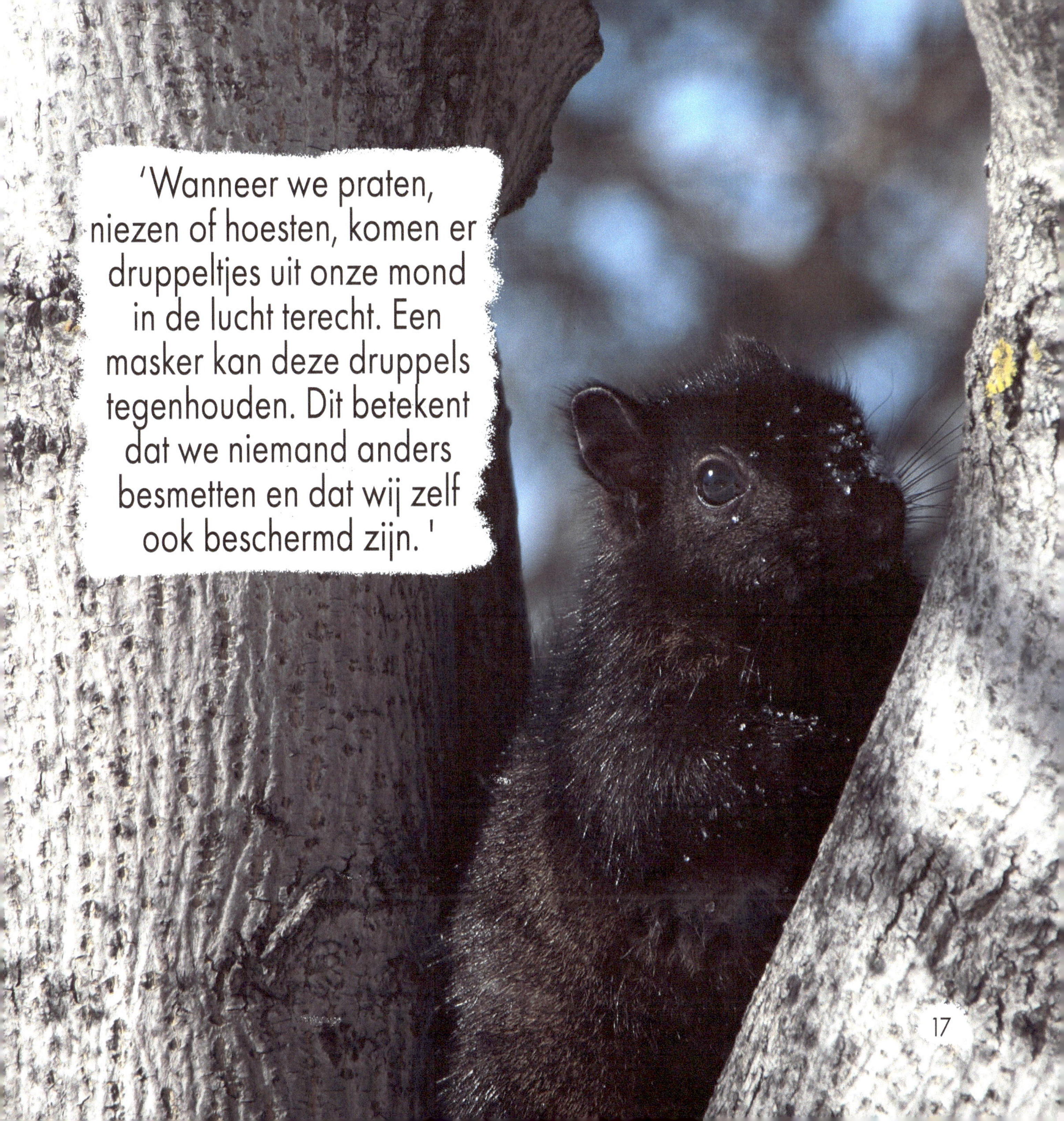

'Wanneer we praten, niezen of hoesten, komen er druppeltjes uit onze mond in de lucht terecht. Een masker kan deze druppels tegenhouden. Dit betekent dat we niemand anders besmetten en dat wij zelf ook beschermd zijn. '

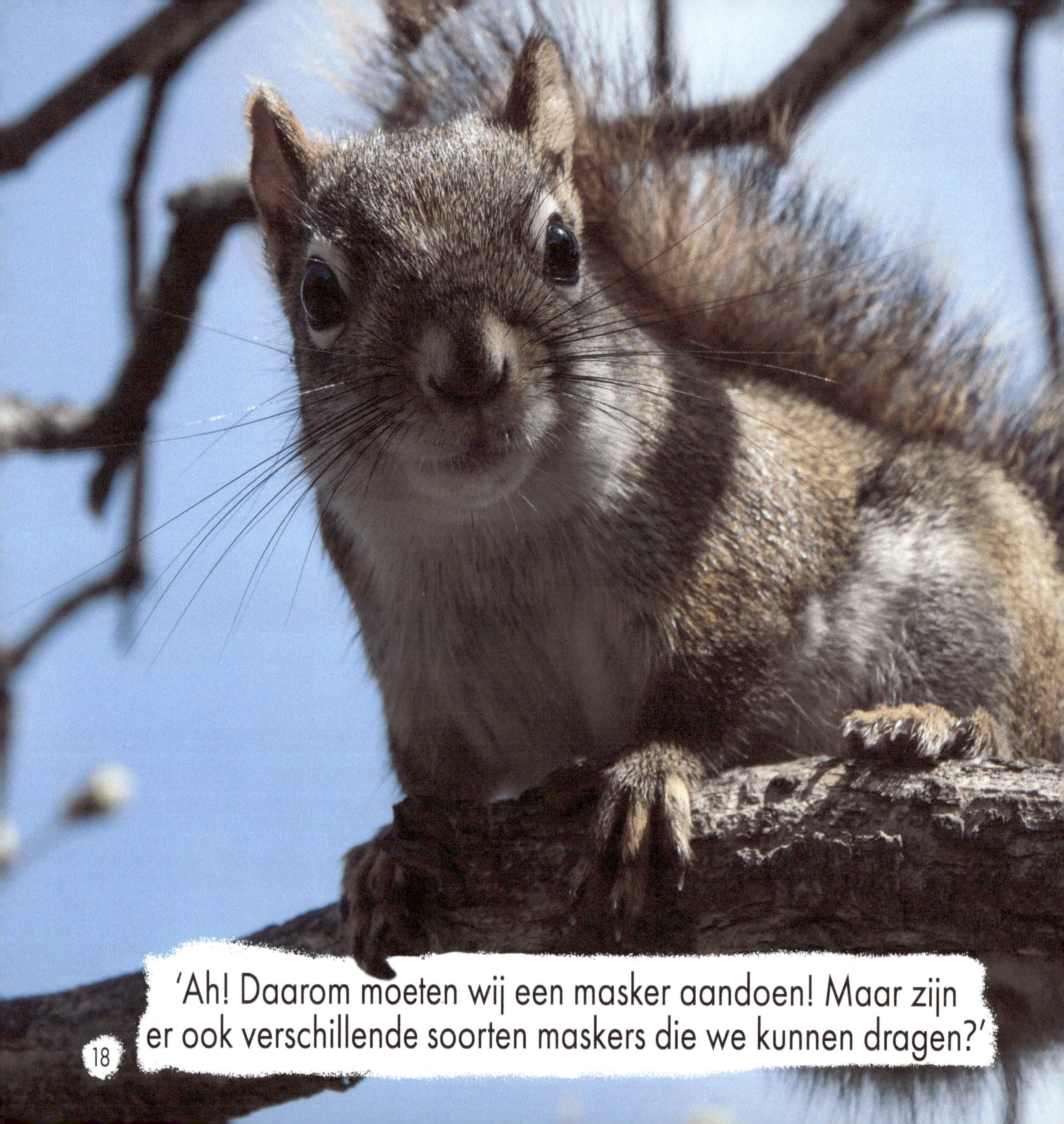

'Ah! Daarom moeten wij een masker aandoen! Maar zijn
er ook verschillende soorten maskers die we kunnen dragen?'

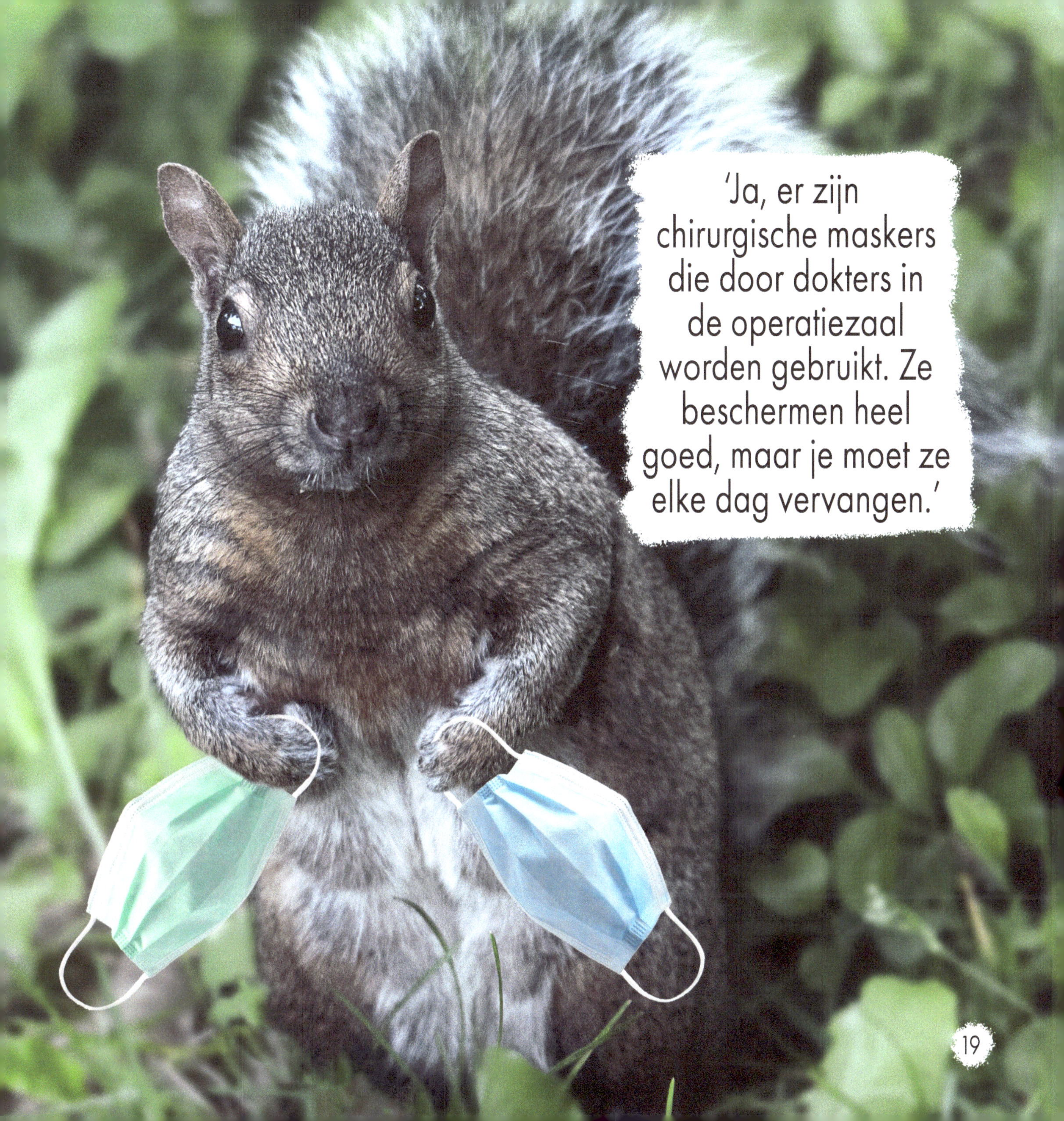
'Ja, er zijn
chirurgische maskers
die door dokters in
de operatiezaal
worden gebruikt. Ze
beschermen heel
goed, maar je moet ze
elke dag vervangen.'

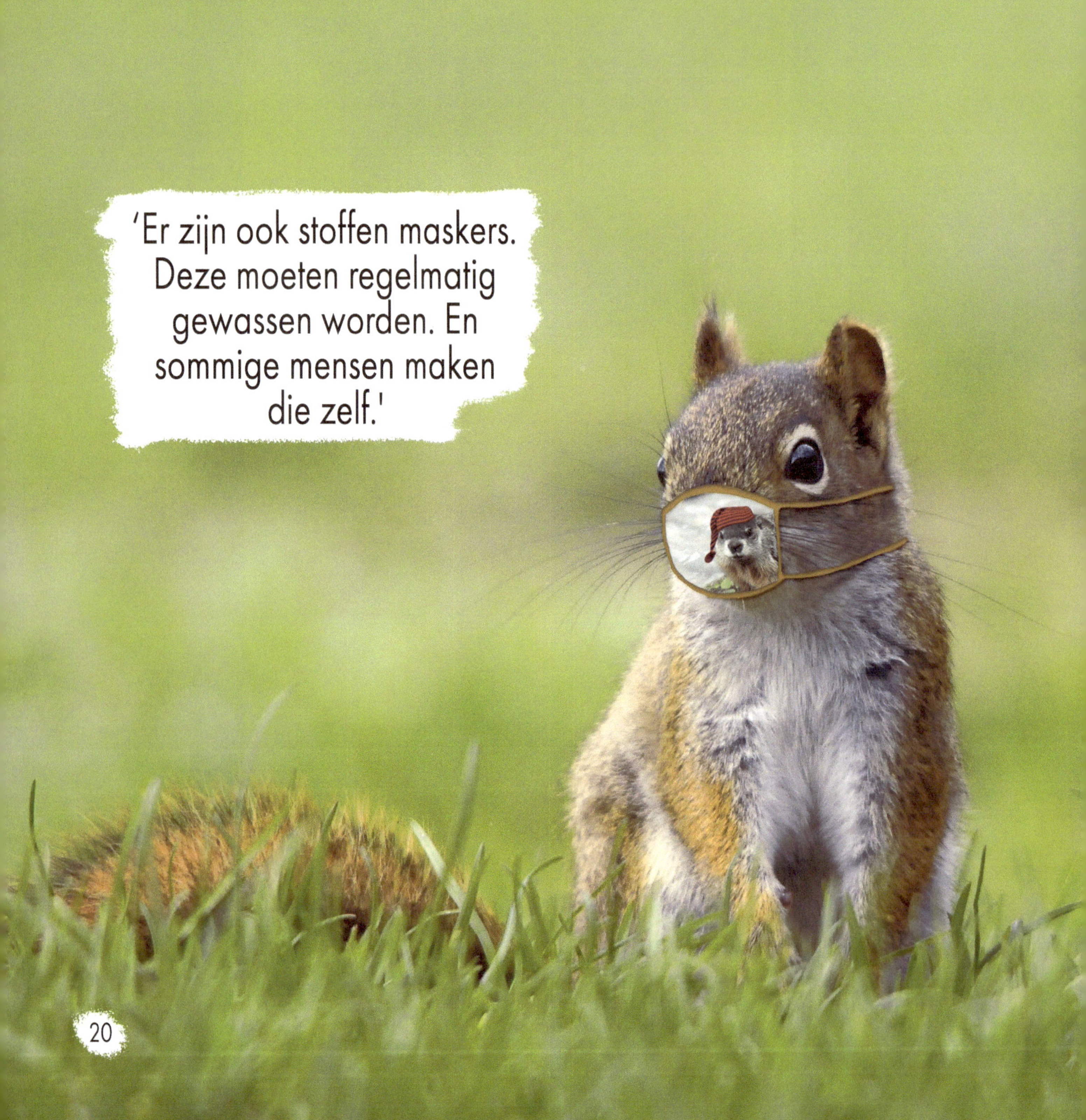

'Er zijn ook stoffen maskers.
Deze moeten regelmatig
gewassen worden. En
sommige mensen maken
die zelf.'

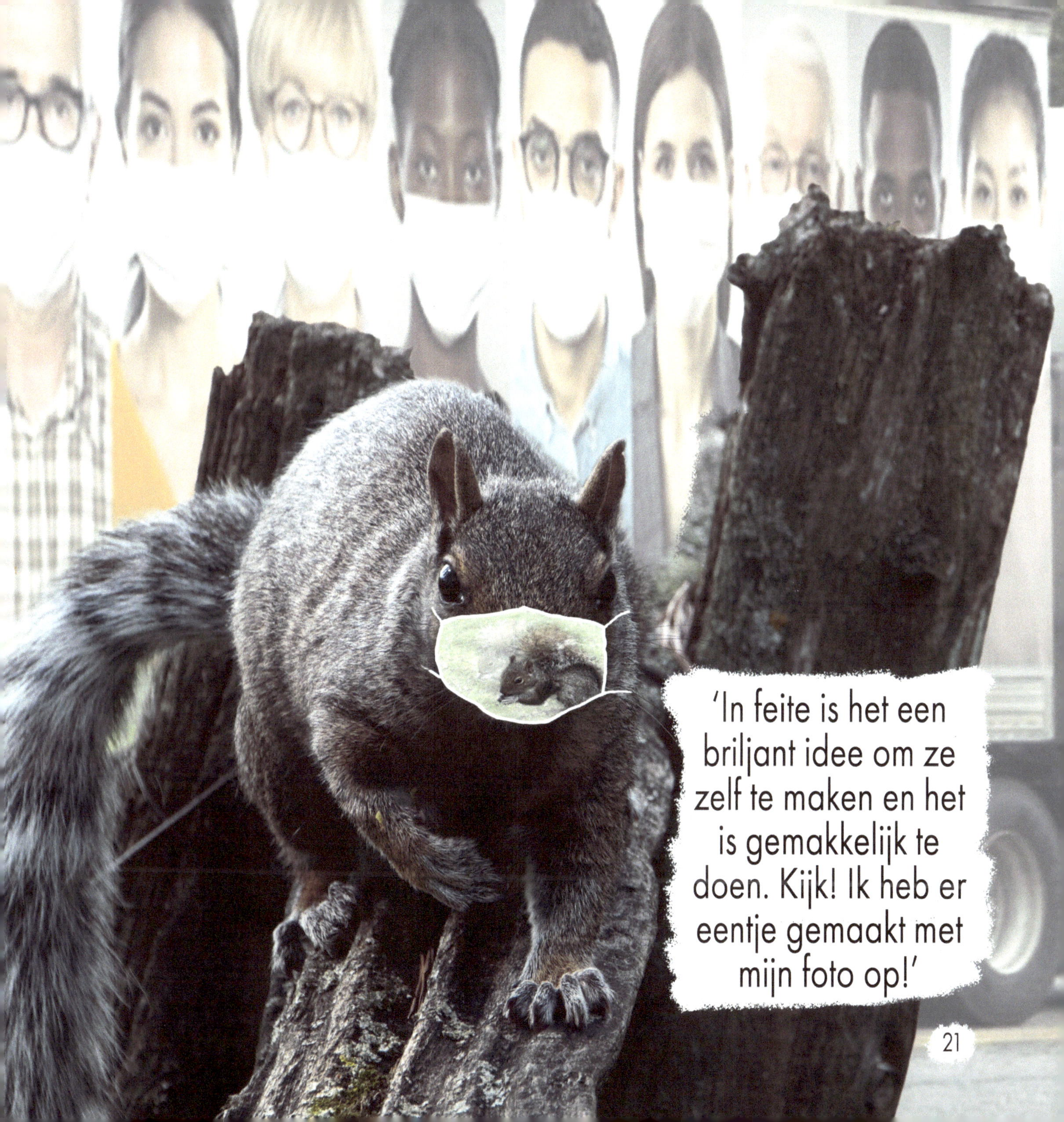
'In feite is het een
briljant idee om ze
zelf te maken en het
is gemakkelijk te
doen. Kijk! Ik heb er
eentje gemaakt met
mijn foto op!'

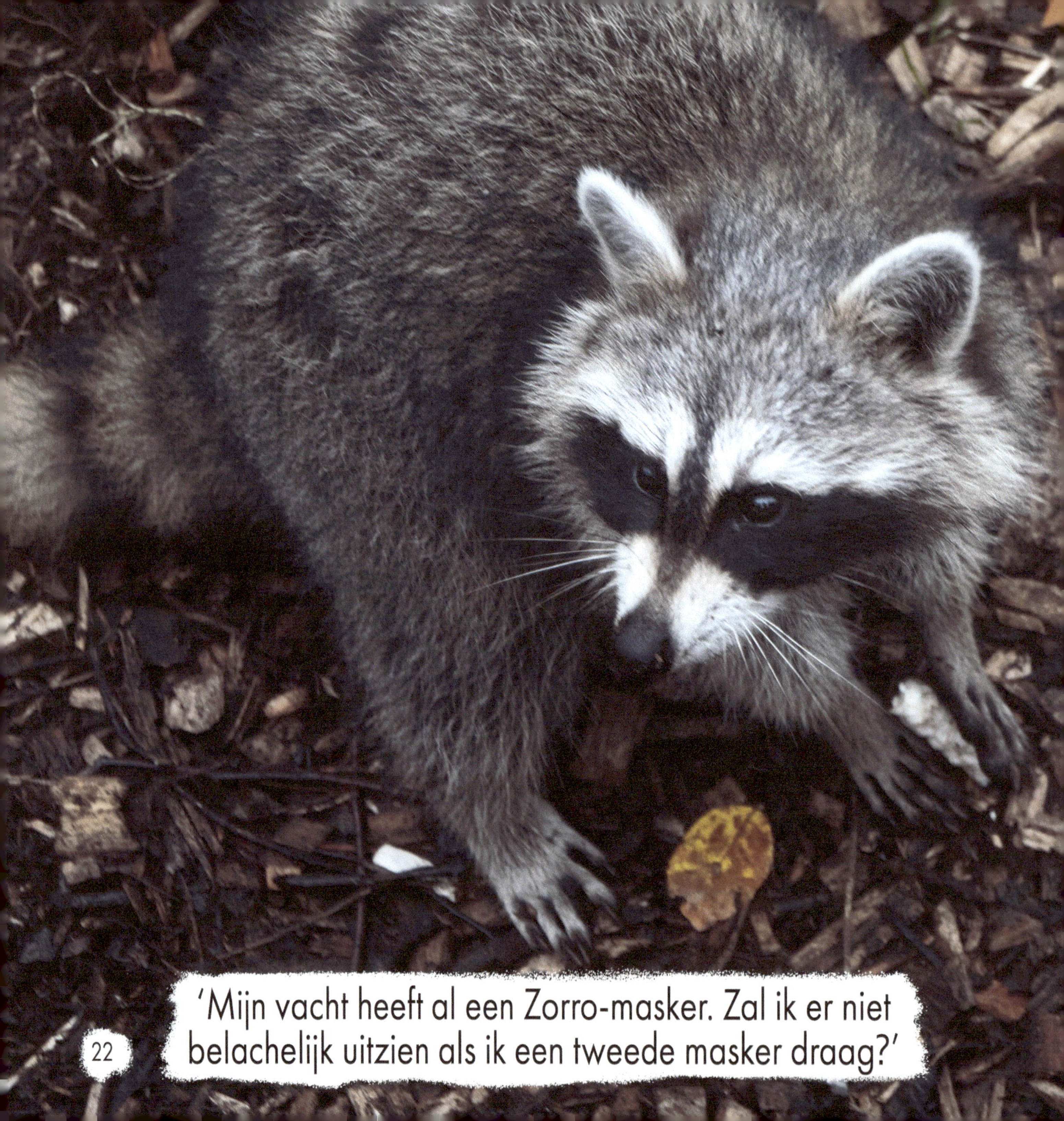

'Mijn vacht heeft al een Zorro-masker. Zal ik er niet belachelijk uitzien als ik een tweede masker draag?'

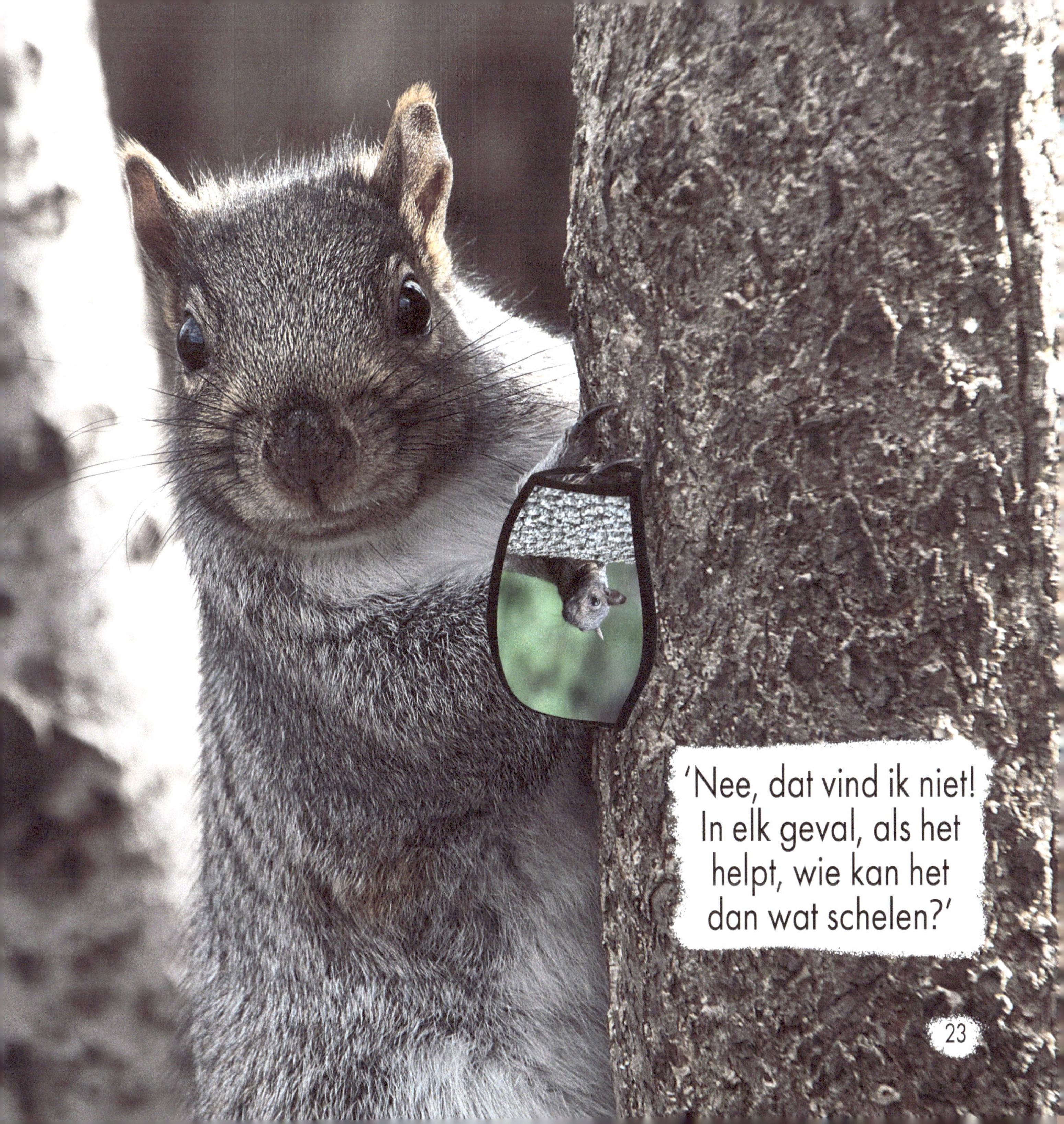

'Nee, dat vind ik niet!
In elk geval, als het
helpt, wie kan het
dan wat schelen?'

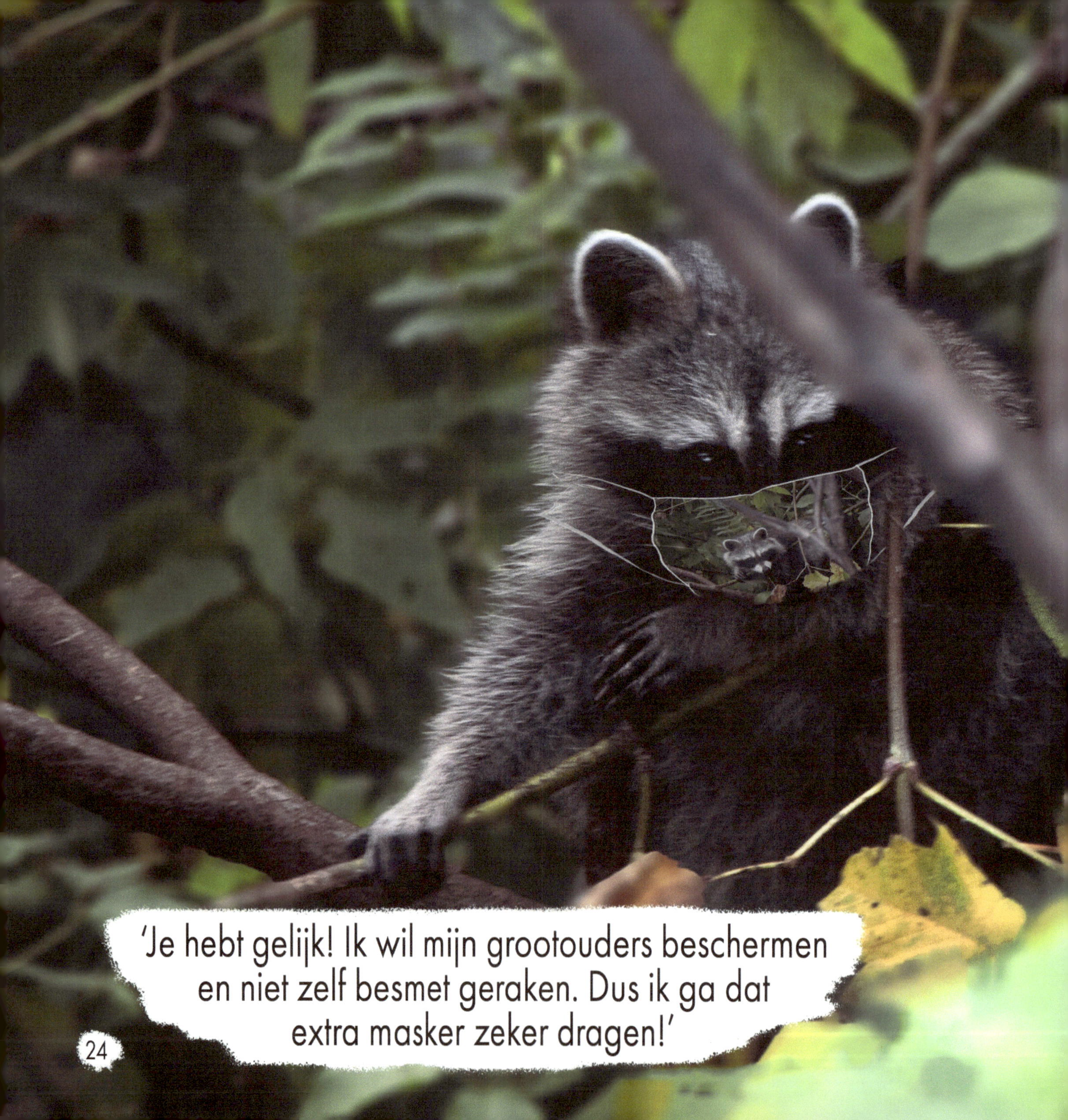

'Je hebt gelijk! Ik wil mijn grootouders beschermen en niet zelf besmet geraken. Dus ik ga dat extra masker zeker dragen!'

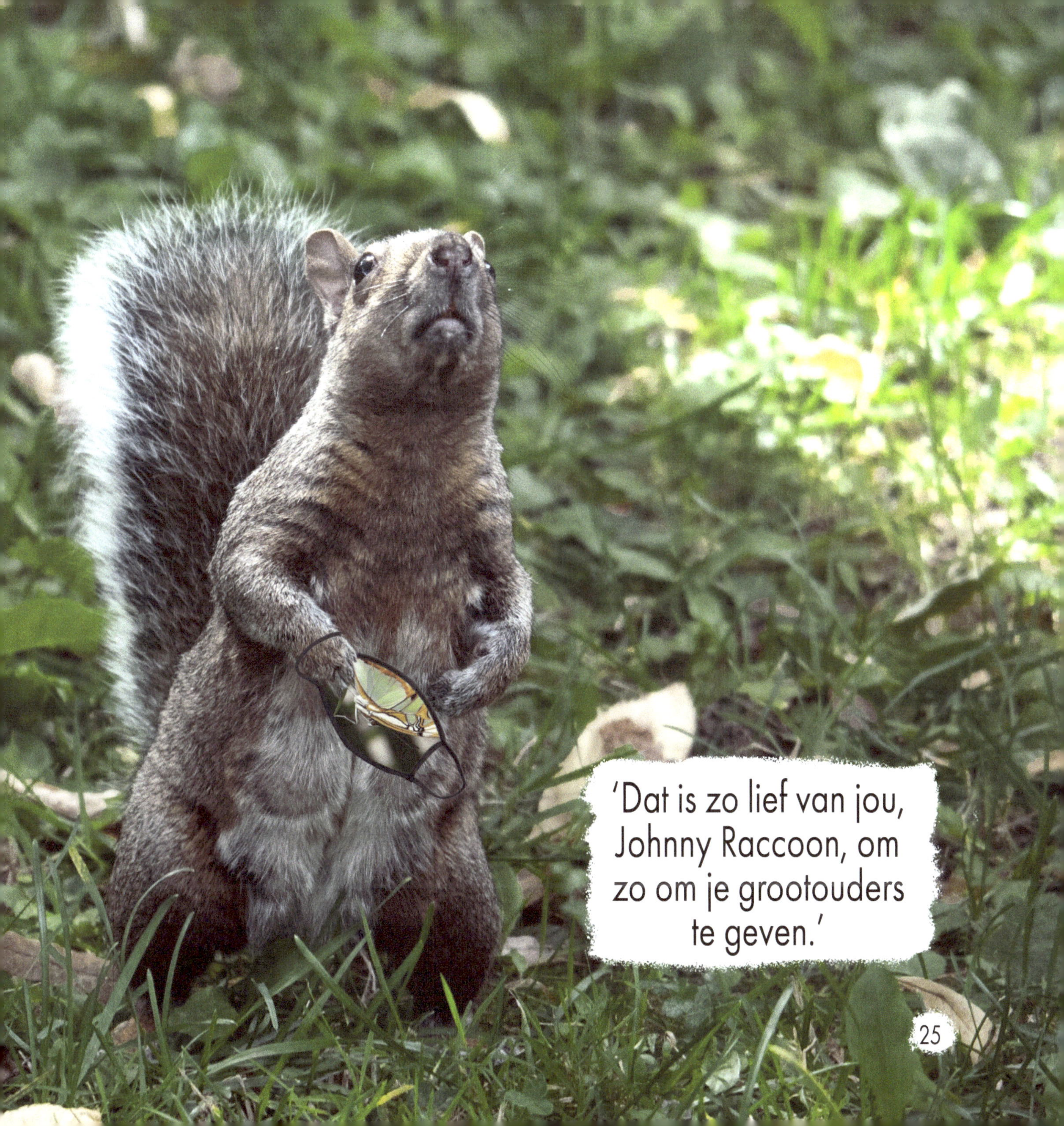

'Dat is zo lief van jou,
Johnny Raccoon, om
zo om je grootouders
te geven.'

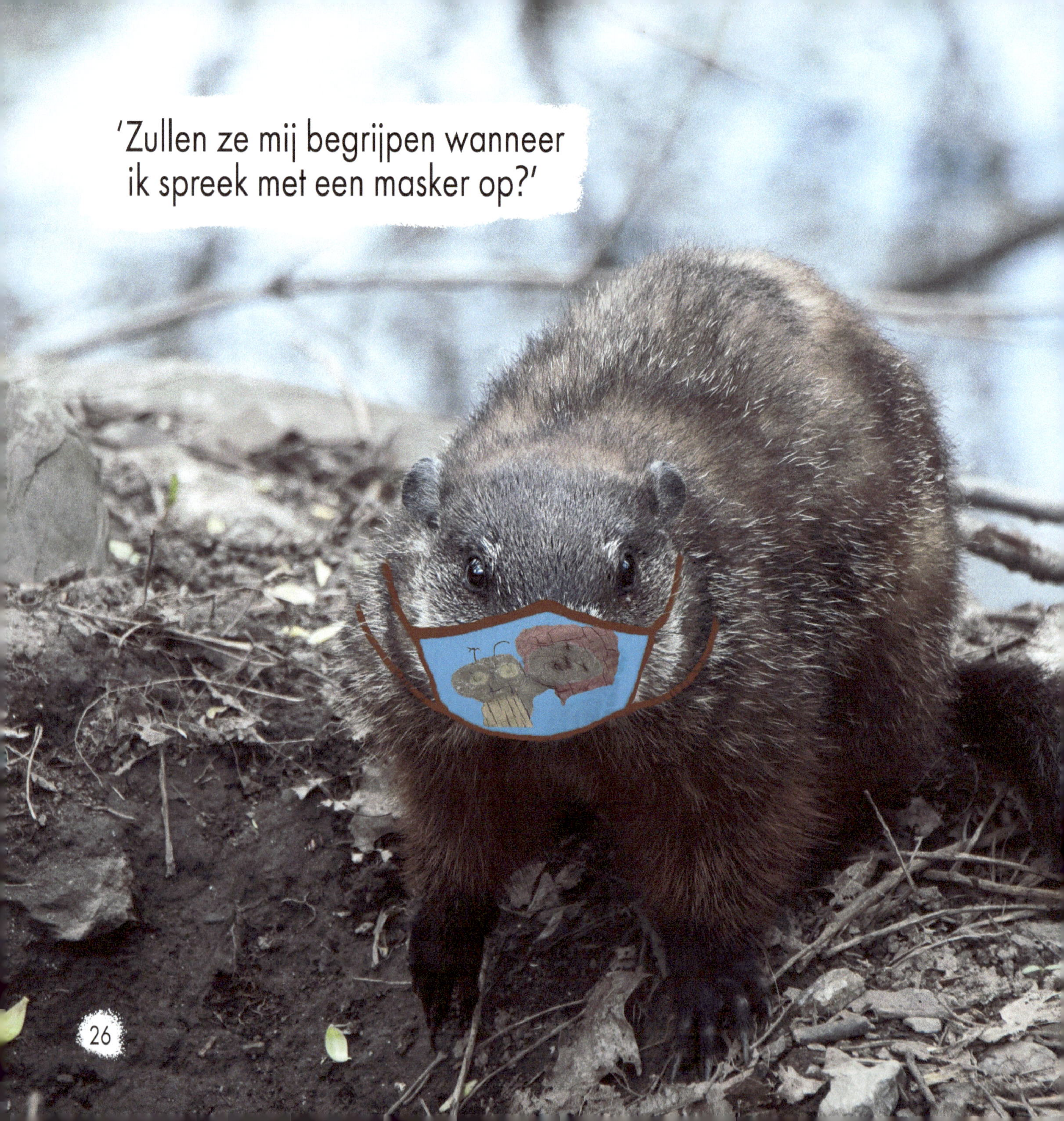

26

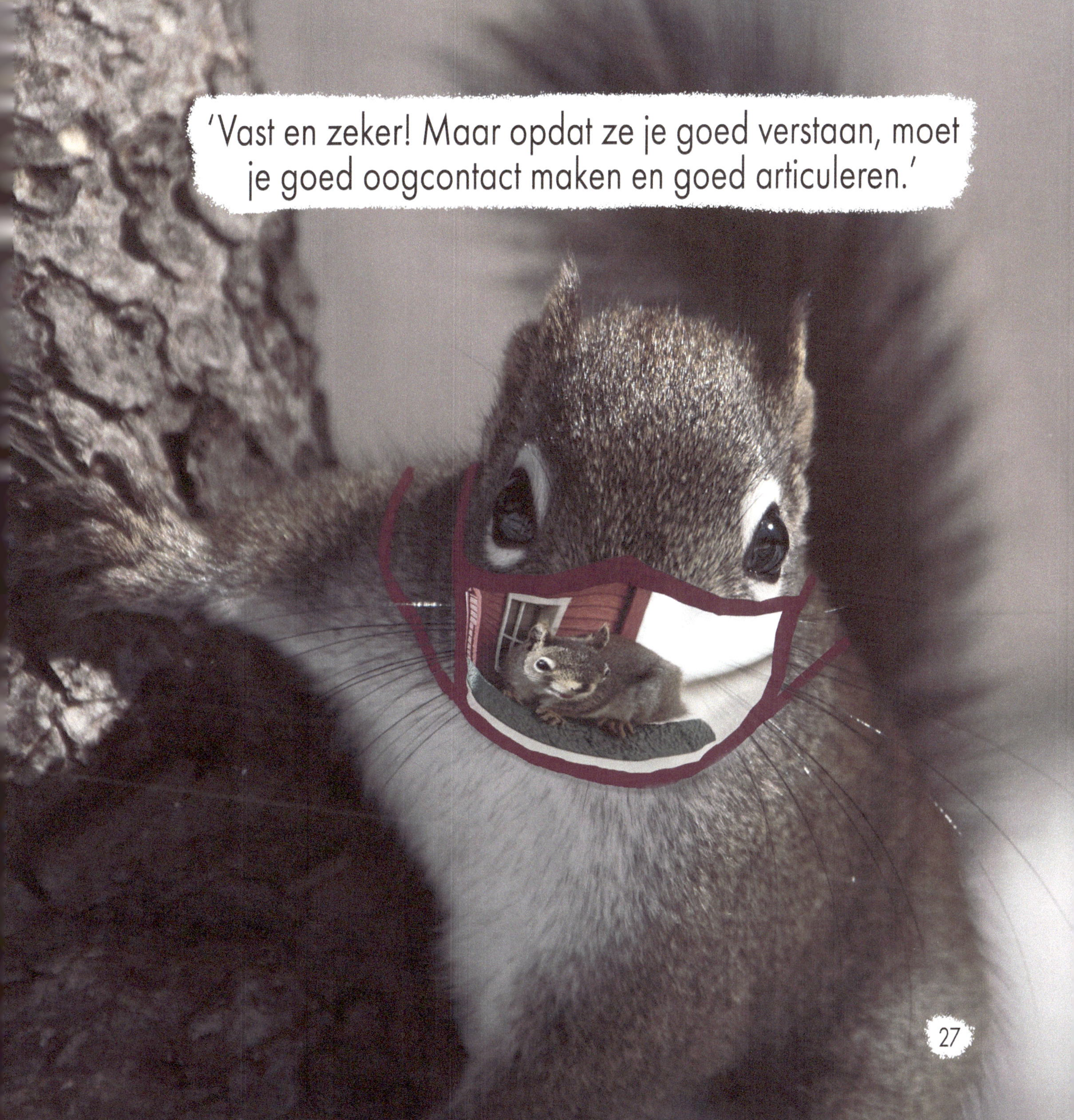
'Vast en zeker! Maar opdat ze je goed verstaan, moet
je goed oogcontact maken en goed articuleren.'

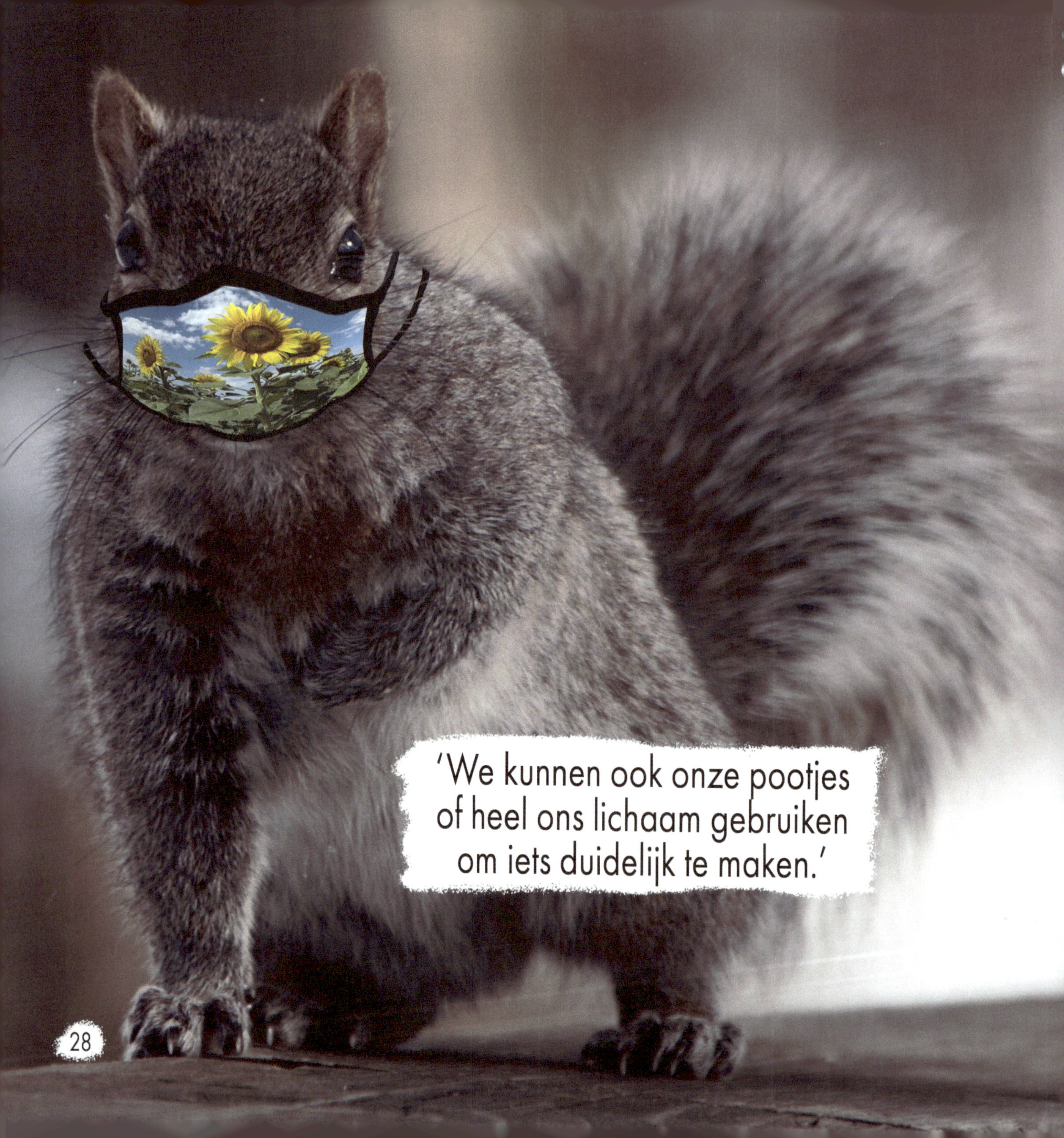

'We kunnen ook onze pootjes
of heel ons lichaam gebruiken
om iets duidelijk te maken.'

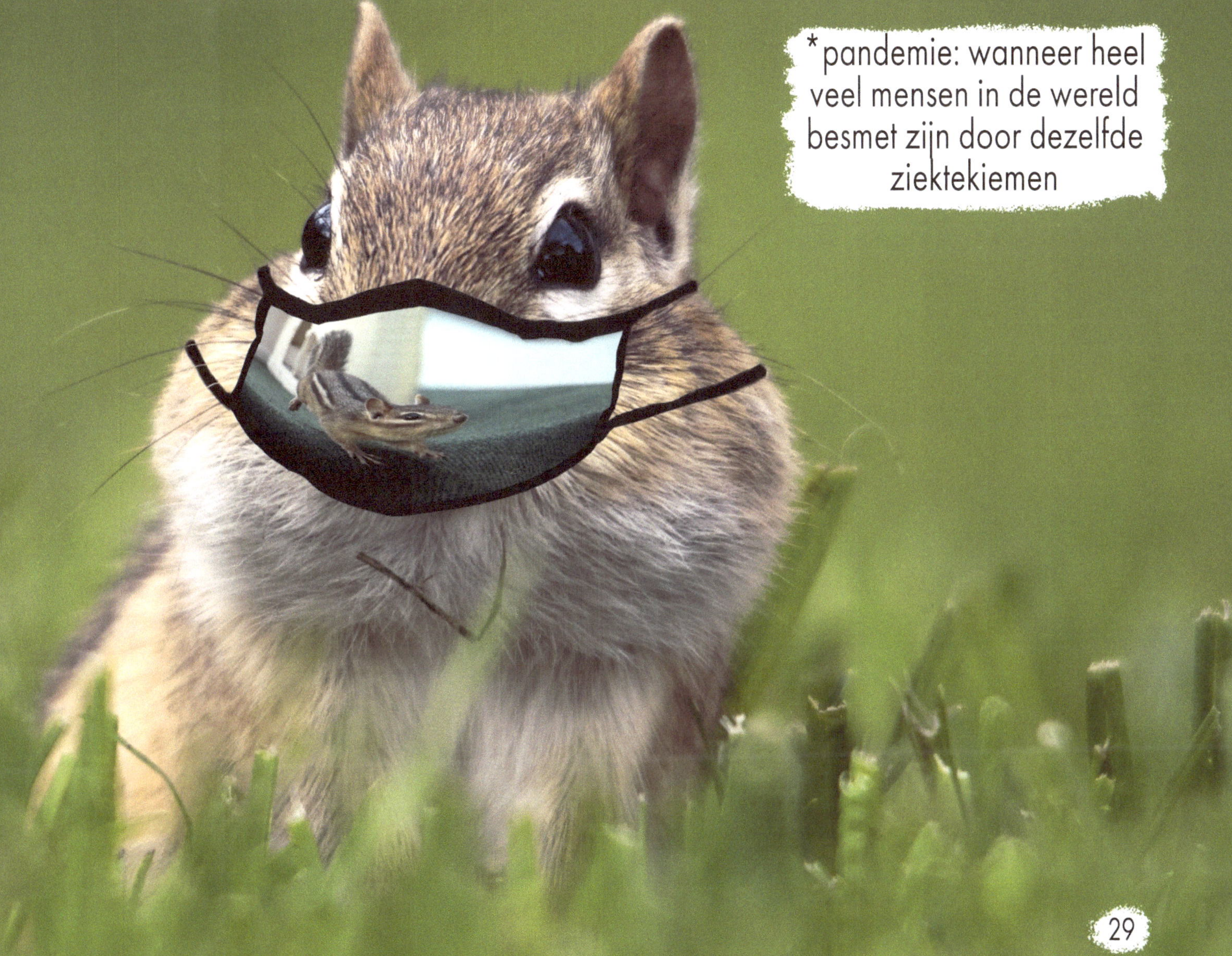

'De pandemie* is voor niemand een gemakkelijke tijd. Dus als iemand ons niet begrijpt, moeten we leren om dingen gewoon te herhalen zonder ons geduld te verliezen.'

*pandemie: wanneer heel veel mensen in de wereld besmet zijn door dezelfde ziektekiemen

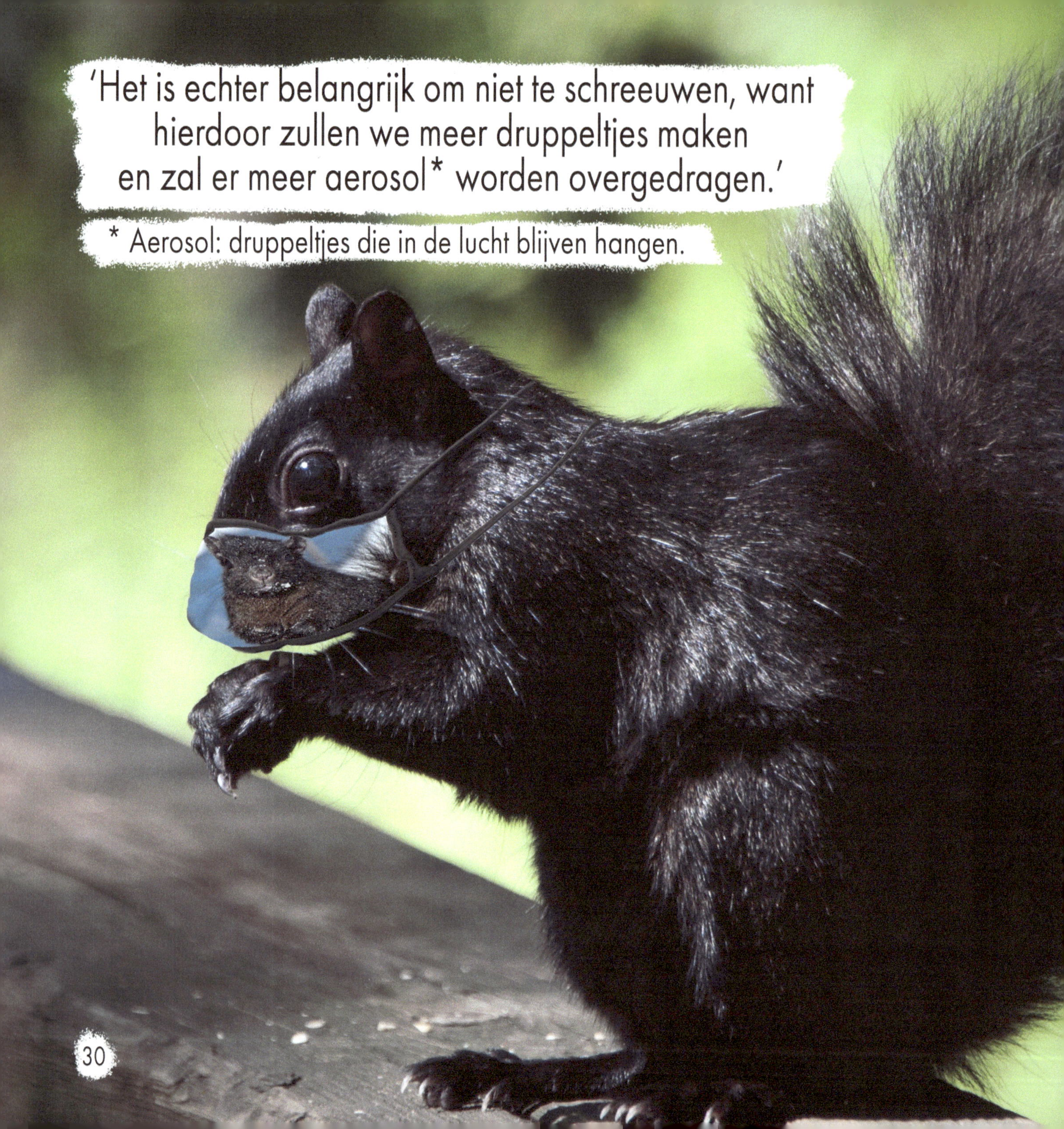
'Het is echter belangrijk om niet te schreeuwen, want
hierdoor zullen we meer druppeltjes maken
en zal er meer aerosol* worden overgedragen.'

* Aerosol: druppeltjes die in de lucht blijven hangen.

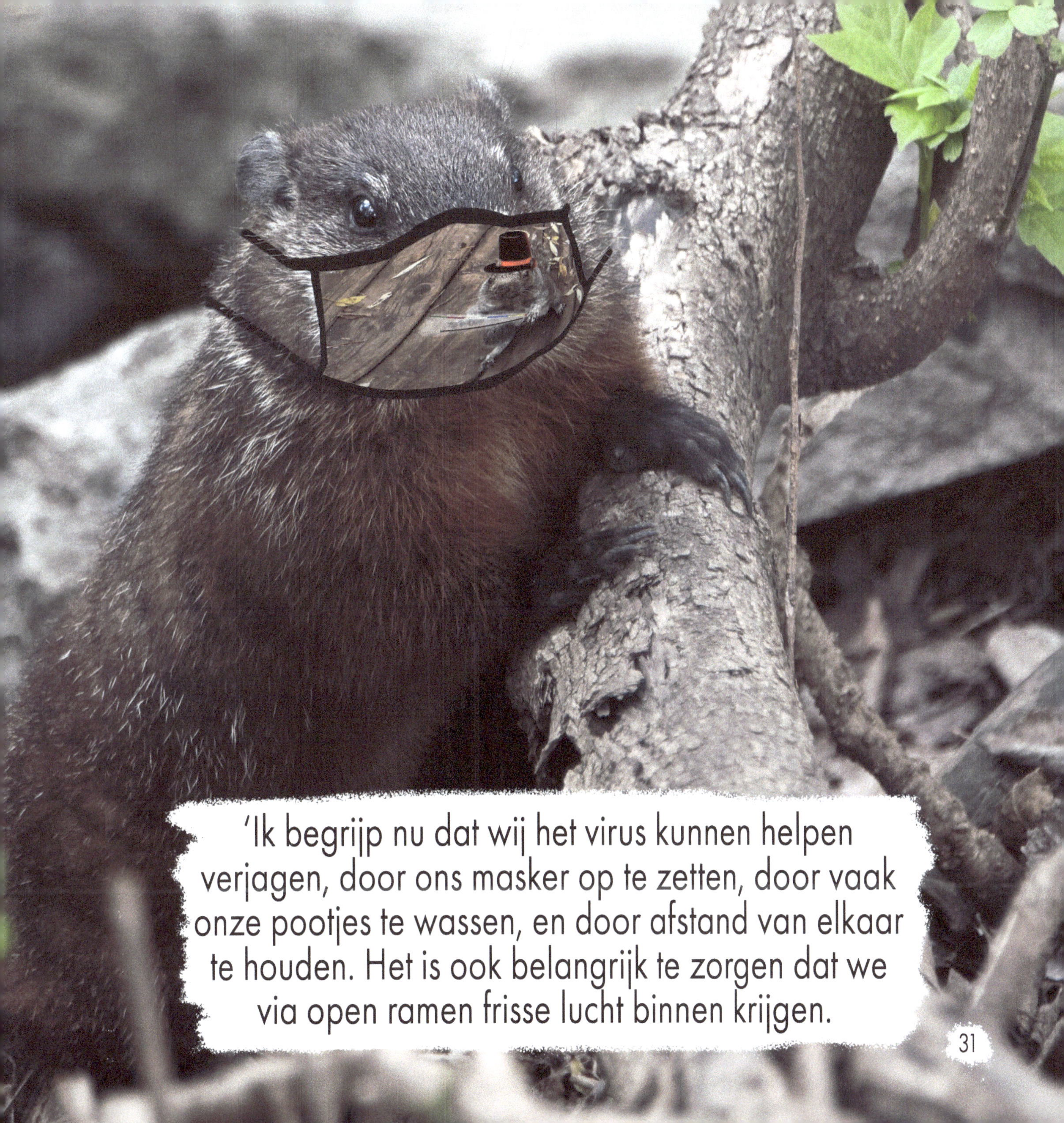

'Ik begrijp nu dat wij het virus kunnen helpen
verjagen, door ons masker op te zetten, door vaak
onze pootjes te wassen, en door afstand van elkaar
te houden. Het is ook belangrijk te zorgen dat we
via open ramen frisse lucht binnen krijgen.

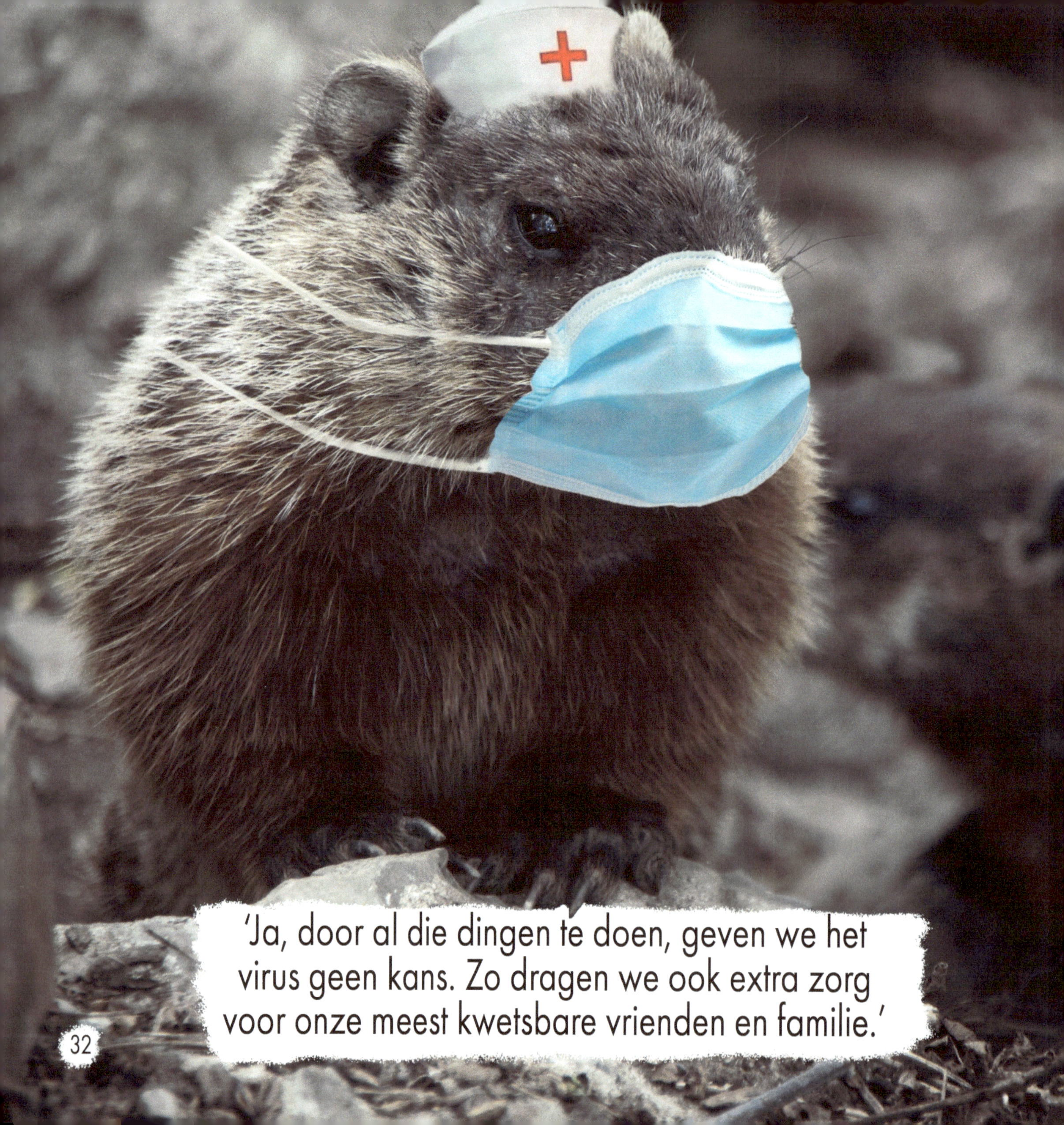

'Ja, door al die dingen te doen, geven we het
virus geen kans. Zo dragen we ook extra zorg
voor onze meest kwetsbare vrienden en familie.'

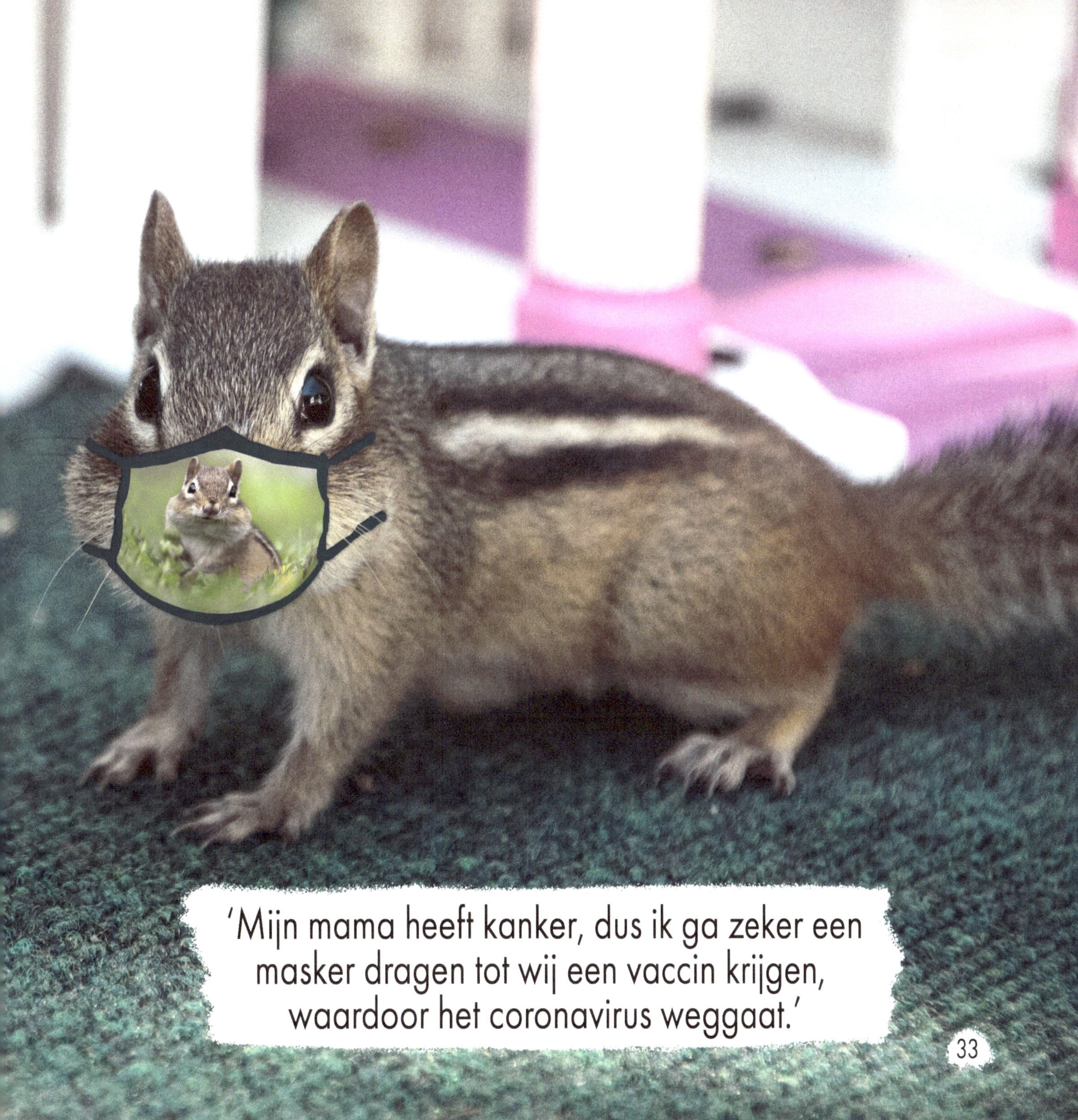

'Mijn mama heeft kanker, dus ik ga zeker een masker dragen tot wij een vaccin krijgen, waardoor het coronavirus weggaat.'

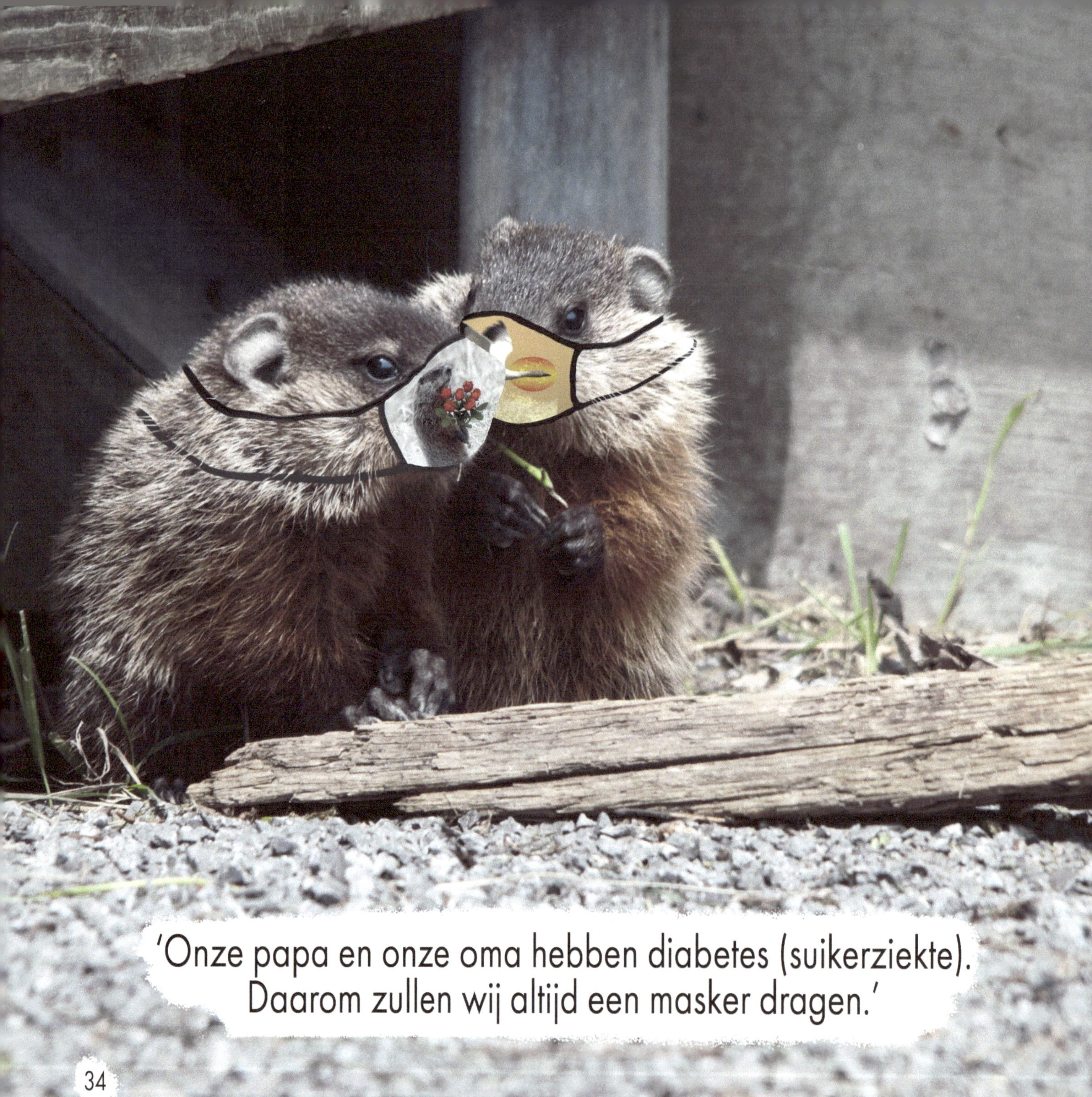

'Onze papa en onze oma hebben diabetes (suikerziekte).
Daarom zullen wij altijd een masker dragen.'

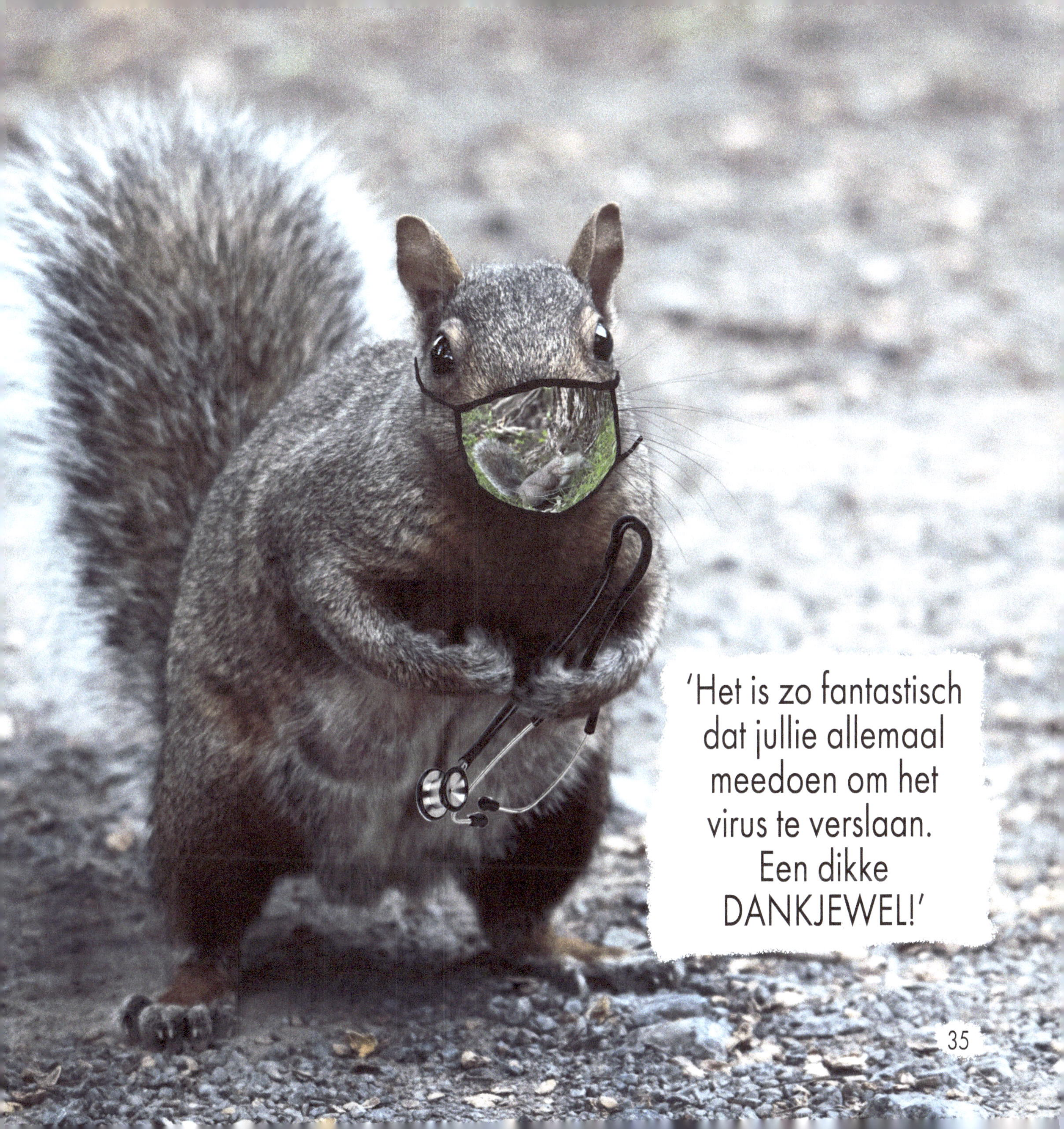

'Het is zo fantastisch
dat jullie allemaal
meedoen om het
virus te verslaan.
Een dikke
DANKJEWEL!'

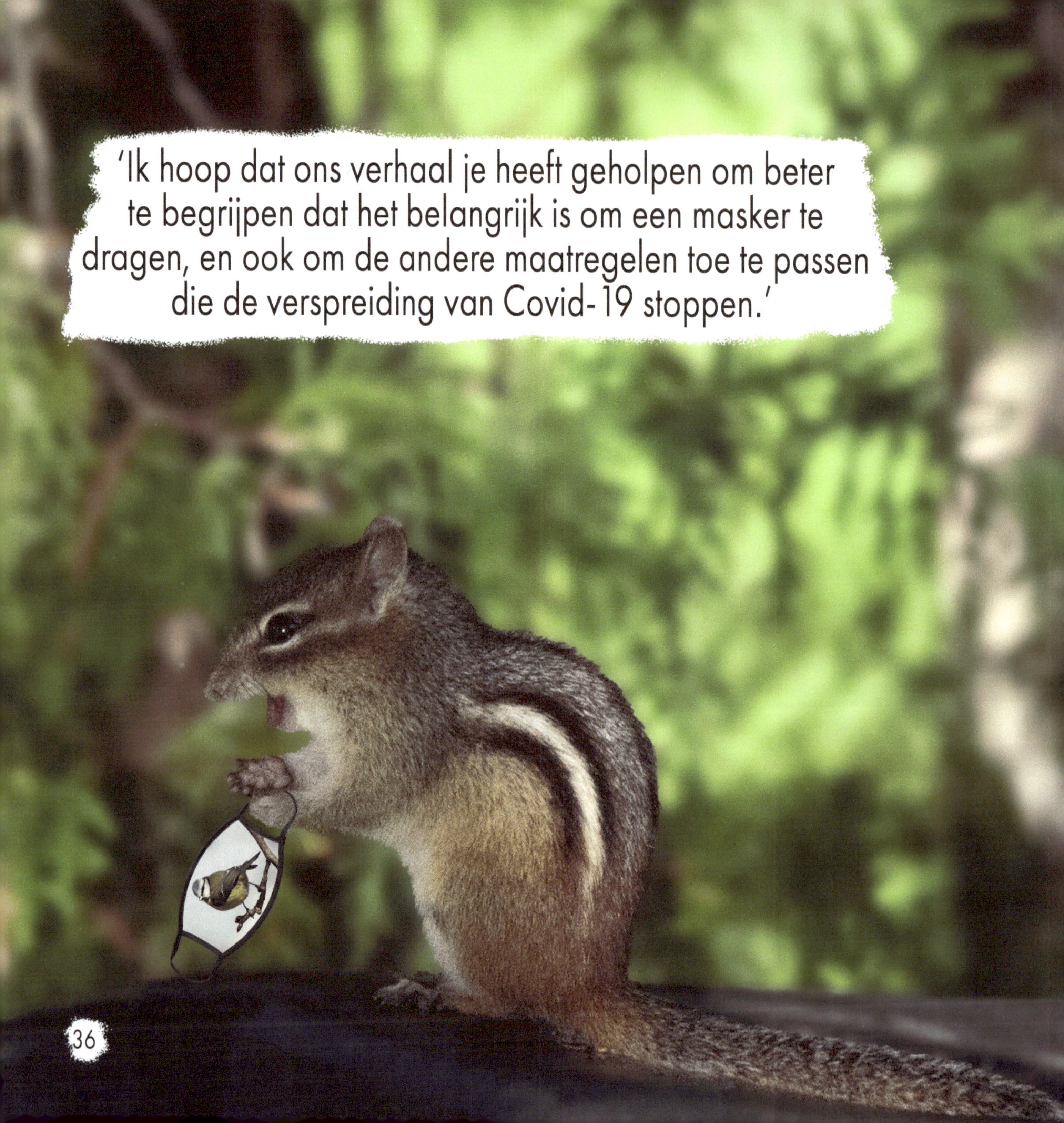
'Ik hoop dat ons verhaal je heeft geholpen om beter
te begrijpen dat het belangrijk is om een masker te
dragen, en ook om de andere maatregelen toe te passen
die de verspreiding van Covid-19 stoppen.'

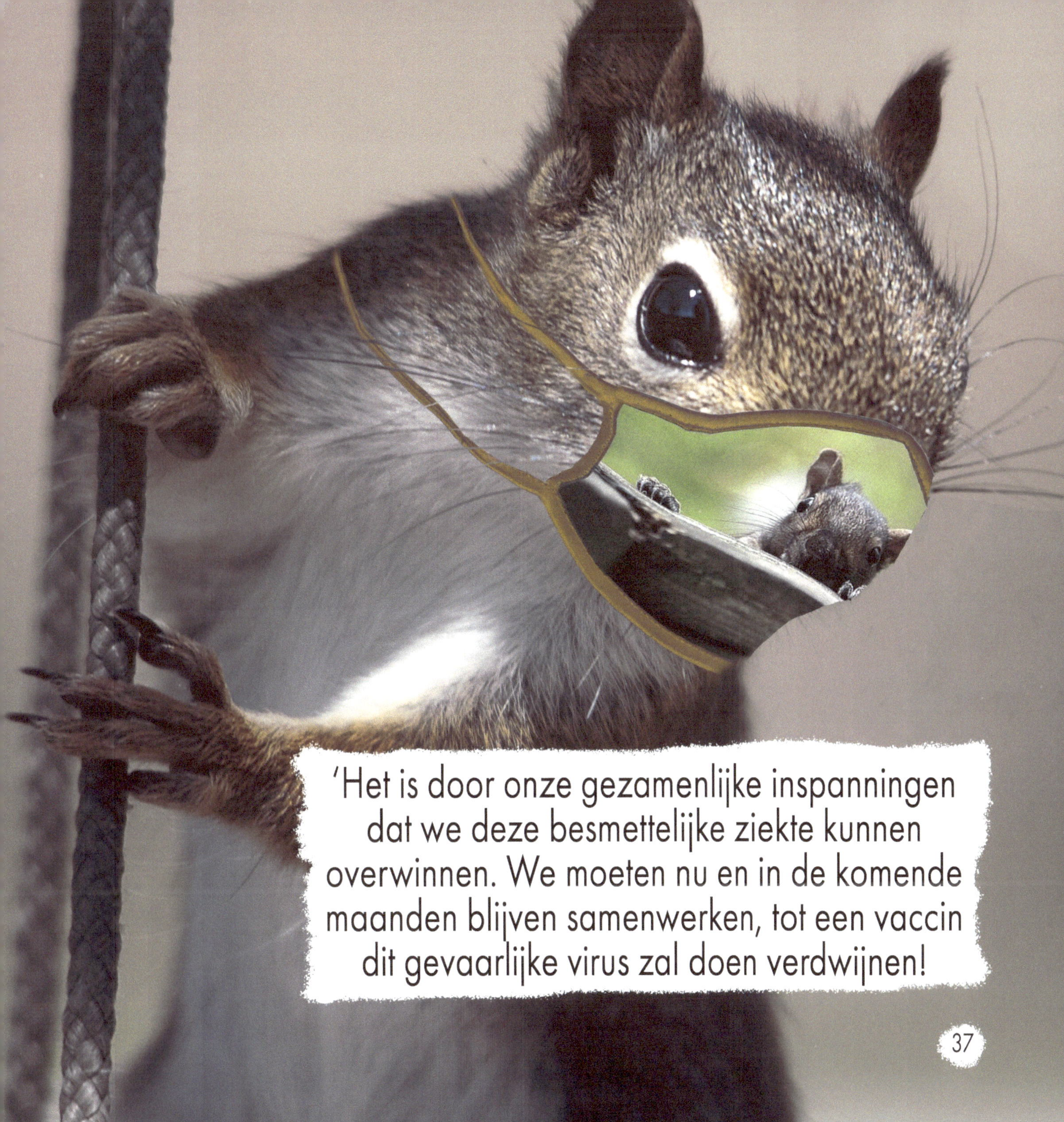

'Het is door onze gezamenlijke inspanningen dat we deze besmettelijke ziekte kunnen overwinnen. We moeten nu en in de komende maanden blijven samenwerken, tot een vaccin dit gevaarlijke virus zal doen verdwijnen!

Eerder verschenen boeken uit de serie 'Margot de bosmarmot en haar eekhoornfamilie in Noord-Amerika' door Lieve Snellings

Spelen met vrienden vindt ze hemels. Maar als Margot in winterslaap moet, stort haar wereld in. Kunnen haar vrienden haar helpen om met elkaar in contact te blijven?
http://smarturl.it/fkwslk

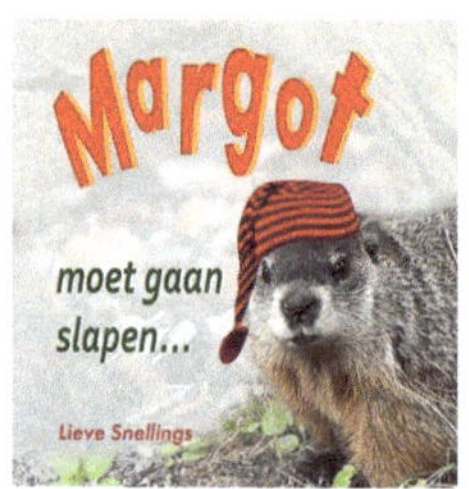

Help, er is een bosmarmot in mijn achtertuin!
Is dat gevaarlijk?
Ontdek de geheime wereld van de bosmarmot door de ogen van Margot, terwijl je de dieren in het wild van dichtbij bekijkt in grappige foto-illustraties.
http://smarturl.it/qt3y04

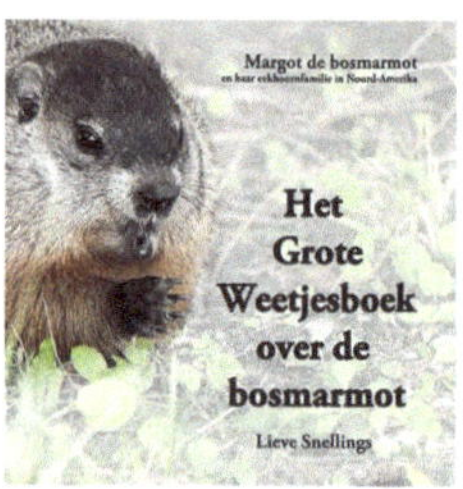

Zoals alle bosmarmotten vindt Margot het heerlijk
om alleen te zijn. Ze houdt niet van gezelschap,
vooral niet van mensen. Maar wat gebeurt er als
ze twee kleine meisjes ontmoet?
http://smarturl.it/jw4wpj

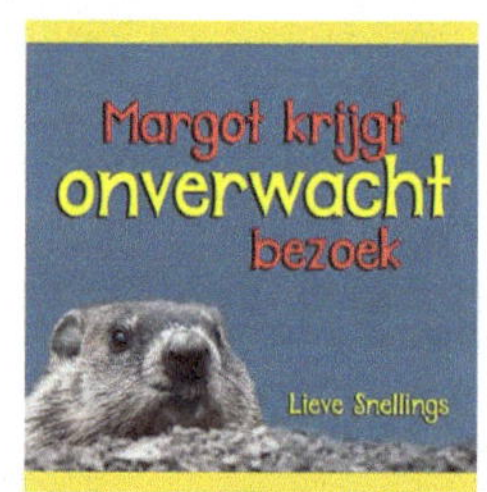

De maskers van deze diertjes kun je vinden op:
https://lieve-snellings.pixels.com/shop/face+masks

*Ik wil jou vragen om een commentaar op het boek achter
te laten op Amazon. Zelfs één zin zou al geweldig zijn!*
http://smarturl.it/syehwh - Heel hartelijk bedankt!